全民营养公开课

自我健康管理术

姜丹　王兴国——著

中国妇女出版社

图书在版编目（CIP）数据

全民营养公开课. 自我健康管理术 / 姜丹，王兴国著. -- 北京 ：中国妇女出版社，2021.6
ISBN 978-7-5127-1970-5

Ⅰ.①全…　Ⅱ.①姜…　②王…　Ⅲ.①膳食营养－基本知识　Ⅳ.①R151.4

中国版本图书馆CIP数据核字（2021）第057464号

全民营养公开课——自我健康管理术

作　　者：姜　丹　王兴国　著
责任编辑：陈经慧
封面设计：季晨设计工作室
责任印制：王卫东
出版发行：中国妇女出版社
地　　址：北京市东城区史家胡同甲24号　　邮政编码：100010
电　　话：（010）65133160（发行部）　　65133161（邮购）
网　　址：www.womenbooks.cn
法律顾问：北京市道可特律师事务所
经　　销：各地新华书店
印　　刷：三河市祥达印刷包装有限公司
开　　本：150×215　1/16
印　　张：16.5
字　　数：200千字
版　　次：2021年6月第1版
印　　次：2021年6月第1次
书　　号：ISBN 978-7-5127-1970-5
定　　价：49.80元

序言

我和姜丹老师长期从事饮食营养科普与营养师培训工作，讲授过很多不同形式的营养课，粗略统计每年都有数百个学时。于是，很自然地，我们想把这些营养课程的核心和精髓整理出来，再结合自己的实践经验，写成一套覆盖饮食营养学实用知识点、适合所有人阅读的科普书。因为这套书的内容和创意都是从此前的营养课程而来，所以我们冠它“全民营养公开课”之名。

饮食营养学首先是一门科学，由理论、原则、证据、数据、标准等要素构成，难免带着一些书本气。饮食营养学又是非常实用的知识，与每个人的日常生活密不可分，而人们日常饮食可谓千差万别、丰富多样。因此，如何让饮食营养科学落地、接地气，帮助人们吃出健康，就成了一个关键问题。我们这套书解决的正是这个问题，既不要偏离营养科学原则，又不要脱离饮食生活实际；既要有理有据有书本，又要结合我们自己的实践经验，科学性与实用性并重。

正因为本套书强调的是我们自己的饮食营养实践，

有很多经验分享，又是用科普手法写作，所以避免了“课程”“老师”带有的高高在上和教条倾向，通篇娓娓道来，突出细节和可操作性，还对一些必须使用的专业术语，如“可食部”“膳食模式”“ω-3 脂肪酸”“一级致癌物”“添加糖”“益生菌”等进行专门解释。此外，在每一章细致的讲解之后，汇总归纳了“关键营养信息”，以方便读者掌握重点内容。

写作出版本套书之时恰逢新冠肺炎疫情困扰全球，身体健康和防疫“绿码”成为人们关注的焦点。实际上，科学饮食、合理营养一直是促进健康、远离疾病的“绿码”，其作用像戴口罩、勤洗手一样有效且值得重视。也唯有重视，理念先行，人们才会在日常饮食生活中做出改变，落实营养科学原则。作为有着近30年临床营养工作经验的营养师，我希望大家都能做到这一点。如是，本书就能最大程度地帮助它的读者。

王兴国

2021年4月　大连

前言

从2009年研究生毕业到现在的十多年时间里，我给社区、企业、机构、学校、幼儿园、政府机关等做过数百场饮食营养讲座，写过不少营养科普文章，还教过不少营养师学生。但有一天，我突然发现，我妈妈竟然听不懂我给她讲的饮食营养知识。当我给她讲解蛋白质、碳水化合物、脂肪、维生素，以及鱼肉蛋奶、蔬菜水果和五谷杂粮如何搭配组合时，妈妈一脸茫然。

“做我妈妈都能听明白的营养科普！”从那以后，我一直致力于将营养科普做得更简单、更通俗、更贴近百姓日常饮食生活，让人一听就懂、一学就会、一用就有效果。这就是我创作“全民营养公开课”丛书的初心。

“全民营养公开课”汇集了我们饮食营养科普的精华，是一套非常接地气的百姓营养全书，套书分为“健康细节饮食术”和“自我健康管理术”两册，共30讲内容。“健康细节饮食术”主要讲解与健康饮食相关的诸多细节，“自我健康管理术”主要讲解特殊人群和常见疾病的饮食调理。

孕妇、乳母、儿童、老年人和素食者因其特殊的生理状态或饮食习惯，对饮食营养有更高的要求，更容易出现营养相关的疾病，建议在一般健康饮食原则的基础上，增加针对性的饮食营养照顾。读者可以根据自己和家人的具体情况，找到需要关注的饮食重点。

常见疾病的饮食营养调理是人们最关心的问题之一。很多人都是在生了病之后才开始重视饮食，我们在饮食营养科普和营养服务工作中大量地接触此类案例。结合日常实践工作和相关疾病诊疗指南的建议，我们详细介绍了肥胖、高血压、高血脂、糖尿病、肿瘤等慢性疾病以及手术后康复的饮食营养细则，包括该吃什么、吃多少、怎么吃。

除了“三高”和肿瘤，生活中常见的感冒发热、拉肚子、便秘、疲劳、长痘痘、免疫力低、睡眠不佳等身体健康问题也无不与饮食营养有关。当这些问题出现时，采取相应的饮食对策往往是很有效的。我们介绍这些饮食对策时，力求简单、实用、操作性强且有效，读者可以根据自己的情况选用。需要提醒的是，哪怕是看似很普通的症状，有时也可能是很复杂的疾病，故这些饮食营养建议不能代替医生的诊疗。

书稿写完之后，我第一时间让妈妈读过，她不但读明白了，还给我们提了一些很有价值的建议。

这套书是我们写过的最科普的科普书，希望能够帮助到更多的人。也希望大家在日常生活中践行健康饮食理念，真正做到健康饮食。

姜　丹

2021年4月　大连

目录

第 2 讲

重视孩子的日常饮食　　021

第 3 讲

孕期需要特殊饮食照顾　　039

第 12 讲 高血压患者饮食指导 205

第 13 讲 糖尿病患者饮食指导 227

ONE

第

1

讲

为肠道健康做点儿啥

肠道不仅是人体最大的消化器官，为机体提供必需的营养，还是人体免疫系统重要的一环，在维持机体的免疫力方面至关重要。除此之外，在抗肿瘤、抗衰老、降血脂、抗抑郁等方面，肠道也发挥着重要作用。可以这样说，肠道的健康对人的健康状况有着举足轻重的影响。

然而，我国居民的肠道健康状况却令人担忧。据《生命时报》调查，每年有超过10亿人次出现腹泻或便秘症状，70%的人存在不同程度的胃肠不适；更严重的是恶性疾病，2015年结肠癌、直肠癌的发生率和死亡率在所有恶性肿瘤中位居第五，平均发病年龄仅为58岁，比欧美国家提前12～18年，中国已成为全球结肠癌、直肠癌年均新发病例数最多的国家。关注肠道健康，刻不容缓。

要关注肠道健康，绕不开的一个话题就是肠道菌群。肠道内寄居着大量的细菌，就是我们所说的肠道菌群，它们有的对人体有益，有的有害，有的则利害兼备，我们把它们分别称为有益菌、有害菌和中性菌。对正常人而言，肠道菌群中绝大部分是有益菌，只有极少数的有害菌，它们一起构成了肠道的微生态，这个生态的平衡保证了肠胃功能的正常发挥。可以这样说，有一个良好平衡的肠道菌群，才会有发挥正常功能的肠道，才会有一个健康的身体。

肠道菌群
失衡的原因

人出生以后，细菌才开始在肠道定植，并逐渐形成个体的肠道菌群生态。个体的肠道菌群并非一成不变，它受饮食、年龄、感染、疾病治疗等因素的影响。日常生活中，以下因素都可能破坏肠道菌群的生态平衡。

抗生素会杀死细菌，不管是有益菌还是有害菌，服用抗生素必然会破坏肠道菌群的微生态平衡。所以使用抗生素一定要谨慎，要遵医嘱，切莫滥用。感染或者食物中毒让致病菌入侵肠道，导致急性腹泻，肠道有益菌数量会急剧减少；放射治疗在损伤病灶细胞的同时，也会伤害肠道菌群，破坏其原有的生态平衡；随着年龄的增长，肠道内菌群的种类和比例会发生显著变化，有益菌的数量随着年龄的增加逐渐减少；饥饿、情绪波动、外科手术等因素，也会影响菌群的微生态平衡。

在减少上述不利因素的同时，我们也要采取一些更积极的策略，促进乃至重建肠道菌群微生态平衡，比如，可以直接向肠道内投递有益菌（益生菌类产品），来扩大其在肠道菌群中的优势。一般的细菌不能耐受胃部酸性环境，会在胃肠内失去活性，但益生菌可以耐受胃部酸性环境，并活着到达大肠。

除益生菌外，我们还可以吃一些助力有益菌繁殖的物质——益生元。益生元不能被人体肠道消化吸收，但可以被有益菌利用，相当于有益菌的食物，它可以促进有益菌增殖，减少有害菌的定植和增长。

膳食纤维，
促进有益菌增殖

食物中含有的膳食纤维，可以视为最常见的益生元。多吃一些富含膳食纤维的食物，是促进肠道健康的有效手段。

膳食纤维不能被小肠消化吸收，但可以经肠道有益菌发酵产生短链脂肪酸，这些脂肪酸可以被肠道吸收利用，与此同时形成的酸性环境，有利于有益菌的繁殖和生长，而抑制有害菌的繁殖和生长，从而保持益生菌在肠道菌群内的优势。另外，不消化的膳食纤维增加了粪便体积，同时它还能吸收水分，增加粪便的含水量，使之变得柔软，降低硬度，有利于排便，从而促进肠道健康。

现在许多人的饮食过于精细，导致饮食中膳食纤维摄入量严重不足。《中国居民膳食指南（2016）》建议，每人每天要摄入25克～30克膳食纤维。要想达到这个摄入量，得有意识地多吃富含膳食纤维的食物才行。富含膳食纤维的食物主要是植物性食物，如蔬菜、水果、谷物、薯类、豆类等。

蔬菜
是富含膳食纤维的“大户”

日常生活中，多吃蔬菜是保证膳食纤维摄入最有效的方式。蔬菜中膳食纤维的含量是非常可观的，并且蔬菜在膳食中摄入的比例也比较大，《中国居民膳食指南（2016）》建议，成年人每天要吃300克～500克蔬菜。可以这么说，其他食物每天的摄入总量都没有蔬菜多。所以，通过多吃蔬菜增加膳食纤维摄入量，是最有效、最合理的办法。

常见的富含膳食纤维的蔬菜，比如小白菜、菠菜、油菜、苋菜、木耳菜、芹菜等，通过粗糙的口感就能感受到膳食纤维的存在，它们含有大量的不可溶性膳食纤维。

裙带菜、海带、紫菜、秋葵、香菇等吃起来黏黏糊糊的蔬菜，也是非常值得推荐的富含膳食纤维的食物，它们富含水溶性膳食纤维。

有人担心蔬菜在烹调加工中做熟了或切碎了会影响膳食纤

维的含量，其实都不会。膳食纤维的化学性质非常稳定，加热到100℃左右是不会被破坏分解的，所以吃熟的蔬菜一样可以补充膳食纤维。蔬菜切碎后不但不会损伤膳食纤维，相反更有利于吸收利用。过硬的纤维难嚼烂、难消化，对胃肠有较大的刺激作用，对牙齿不好的老年人、胃肠功能较弱的人来说，蔬菜切碎做熟，正好能帮助他们多吃一些蔬菜，增加膳食纤维的摄入，享受膳食纤维的好处。

水果中膳食纤维含量多

中国营养学会推荐的“十佳果蔬膳食纤维Top10”榜单中，冬枣、山楂、苹果、梨、桑葚等榜上有名，其他水果如菠萝、杧果、火龙果、柚子等膳食纤维含量也不少。

同一种水果中膳食纤维的含量还因部位不同而有所差别。一般来说，果皮纤维量高于果肉，靠近表皮的纤维含量高于中心部位，比如苹果、梨、大枣等都是如此，所以推荐水果尽量带皮吃。

值得注意的是，要想获得水果中的膳食纤维，一定不能用果汁代替水果，榨汁时扔掉的果渣含有大量的膳食纤维，剩下的果汁更像损失了大量膳食纤维的糖水。

现在流行的一些果蔬汁是不弃渣的，这种不滤渣的果蔬汁，其中膳食纤维跟水果、蔬菜基本是一样的，可以作为补充膳食纤维的一种方式。此外，水果蔬菜加工成果泥、菜泥，也不会影响其膳食纤维的含量。

粗杂粮里的膳食纤维不容错过

全谷物、粗杂粮中含有的膳食纤维也不少，由于谷类食物日常摄入总量比较多，通过改善日常饮食中的主食种类，也是增加膳食纤维摄入量的好方法，比如，用糙米、小米、玉米、高粱米、燕麦等替代白米饭、白米粥；用全麦面包、全麦馒头、全麦面条来替代白馒头、白面条、方便面；在做饭、做豆包、蒸馒头的时候添加一些红小豆、绿豆、芸豆、鹰嘴豆等杂豆。这些都可以增加粗杂粮主食的比例，是增加膳食纤维摄入量行之有效的方法。

谷物在加工过程中损失的糊粉层里含有大量的膳食纤维，现在市面上就能买到专门出售的糊粉层粉，可以在制作面食的时候加入一些，以提高面食中的膳食纤维比例。

还可以将各种全谷物、粗杂粮、杂豆等按照一定的比例混合，研磨成五谷杂粮粉，直接煮粥或者冲调米糊。

按照《中国居民膳食指南（2016）》的推荐，要多吃粗杂粮，至少占主食总量的三分之一，能达到主食量的一半更好。

合理选择大豆膳食纤维

大豆中也含有大量的膳食纤维，只不过不同的豆制品中膳食纤维的含量不同。加工程度较低的煮/炒黄豆、黄豆芽当中膳食纤维含量比较高。豆腐在制作过程中如果抛弃了豆渣，也就损失了不可溶于水的膳食纤维，其膳食纤维含量就略低一些。豆浆可以在家自制，现在有些豆浆机可以把豆子粉碎得很细，可以用来制作米糊，这样就不会损失膳食纤维了，或者用传统的方法制作豆浆时，做好豆浆之后不要将豆渣丢掉，用豆渣跟面粉、玉米粉一起和面，做成窝头、饼也非常好吃，这样就可以获得更多的大豆膳食纤维。

总体而言，有这样一个规律，膳食纤维只能来自于植物性食物，肉、蛋、奶等动物性食物不提供膳食纤维。那些口感粗糙的植物性食物中，膳食纤维含量一般会比较多，同一种食物，那些比较老的、硬的，如壳、籽等部分，它的膳食纤维含量也比那些嫩的、软的部分要多。我们的食谱中要多一些植物性食物，不要只吃肉不吃菜；食物也不要过于精细，不要嫌弃粗杂粮只吃细粮，否则就很难获取足够的膳食纤维。

发酵食物富含益生菌

有一些食物是经过有益菌发酵制成的，其本身就含有有益菌及其代谢产物。目前，主流观点认为，某些发酵食物是对肠道健康有好处的。

▶ 酸奶

酸奶是发酵食物的杰出代表。它不但保留了牛奶富含优质蛋白和钙的优点，还因为乳酸菌的发酵使乳糖降解成半乳糖，不会让人产生乳糖不耐受的问题，适用人群更广。

传统的酸奶是经保加利亚乳杆菌和嗜热链球菌发酵而成的。目前的主流观点认为，虽然这两种菌并不耐受胃酸，会在胃部失去活性，但死的菌体及其代谢产物仍然对肠道菌群微生态平衡有益。况且，现在许多商家为了进一步增强酸奶对肠道的保健作用，会额外添加益生菌，这种酸奶已经不仅仅是酸奶，而是一种食品形态的益生菌制品。

如果你更看重酸奶对肠道健康的促进作用，那么在购买的时候就要多留意，添加的菌种是否在保加利亚乳杆菌和嗜热链球菌之外还添加了别的益生菌。一般情况下，厂家会在醒目的地方标注这一特点。除了菌种之外，还要重点关注一个“活”字。酸奶产品出厂时能达到50亿～100亿个活菌，但随着储存期的延长，活菌的数量会减少，或者储存条件是常温而不是冷藏，也会导致活菌数量减少。所以要选择活菌型酸奶，而不是灭菌型酸奶，选择出厂日期较近且放在冷藏柜里的酸奶。

酸奶也可以自制。除传统菌种外，添加益生菌作为菌种，会使其促进肠道健康的作用更突出。现在不管是制奶器具还是菌粉都很多，操作也简单，只要保证酸奶机卫生清洁，在家里自行制作并非难事。自制的酸奶现做现吃更新鲜，乳酸菌活性更高，添加的糖和香精更少，品质更可信。

▶ 乳酸菌饮料

乳酸菌饮料中含有活的乳酸菌，对调整胃肠道微生态平衡是有益的。乳酸菌饮料其实就是一种专门补充益生菌的饮料，其价值的大小、对肠道健康的有益程度，完全取决于添加的乳酸菌菌种和活性。如果菌种耐酸能力强、肠道定植能力高，那么这款乳酸菌饮料对肠道健康就会很有益。问题恰恰就出在这里，只要符合一定的标准添加乳酸菌，就可以叫乳酸菌饮料，但是名字叫作乳酸菌饮料并不代表它就一定有利于健康。目前基本没有什么诀窍去直接判断效果，或许得自己亲身试喝一段时间才好下结论。

某些产品得益于益生菌概念的传播，开始"碰瓷儿"乳酸菌饮料，什么"乳酸饮料""乳味饮料"，其实和"乳酸菌饮料"并不是一回事，需要注意区分。乳味饮料和乳酸饮料中不含有乳酸菌，没有乳酸菌的健康效益。除了名称之外，仔细看保存条件也可以判断，那些可以常温保存的基本不可能是含有活菌的乳酸菌饮料。

如果要比较乳酸菌饮料和酸奶对肠道的健康功效，这取决于两者含有的菌种及活性，不好泛泛而谈，若抛开对肠道的健康作用，只是比较两者的营养价值，乳酸菌饮料是不如酸奶的，主要体现在乳酸菌饮料的蛋白质含量远不及酸奶。市场上一些乳酸菌饮料的包装和价格与酸奶很接近，消费者很容易混淆，更有个别厂商故意混淆两者的概念，打着“酸牛奶”的旗号销售“乳酸菌饮料”，我们在选购的时候要擦亮眼睛，辨识清楚。

补充益生菌产品，是调节肠道菌群平衡最直接的办法

直接向肠道投递大量的益生菌，是调节肠道菌群平衡最直接的办法。益生菌已经被广泛地添加到食品里，如前文所述，把益生菌用于酸奶、乳酸菌饮料及固体饮料等食品已经司空见惯。除此之外，还有很多做成了保健食品或者药品，比如“妈咪爱”和“整肠生”，都是能在药店买到的益生菌药品。

不过，益生菌产品市场鱼龙混杂，如何选择一款合适的益生菌产品，是一个比较复杂的问题，得结合资质、品牌、口碑、渠道等因素综合评价。

首先，从道理上来讲，具有药品和保健品资质的益生菌产品，相比于食品资质的产品更令人信服。不管是药品还是保健食品，产品审批制度都相对严谨和严格，都需要经过相应的功效试验，包括动物的和人体的。而食品资质严格来说是不能宣称有功效的，更别提要经过什么验证。所以，虽不能完全否认食品资质

产品的有效性，但可以反过来证明药品和保健品更靠谱。

其次，品牌本身就是一种信用背书。建议选择大厂商或者大药企的产品，尤其是非药品或者保健品资质的产品，大多都是没有经过功效试验验证的产品，这时候品牌就代表着信用，我们更有理由相信大品牌的品质。

还可以通过益生菌产品的配料对其做出初步评价，看其配料里是否列出了明确的菌株名称。虽然不能仅依据菌株名称来判断一个产品的优劣，但那些只列出模糊属名的基本都不太可靠。菌株是用“属名+种名+编号”来命名的，比如，把益生菌想象成一所学校，菌属就是不同的年级，如一年级、二年级、三年级等；菌种就是各年级里的各个班级，如一年级一班、一年级二班；菌株才是一年级一班里某个具体的同学。能起到益生菌作用的其实是某一株“乳酸菌”，并非所有乳酸菌都有健康功效。所以，能给出具体的菌株编号，从一定意义上来说，比一个模糊的“乳双歧杆菌”或者“乳酸菌”这样的菌种名称更值得信赖。

此外，通过产品的市场口碑，以及值得信赖的人或者渠道，也会帮助我们做出更有效的选择。

选择益生菌产品还要注意“活”的概念。要验证益生菌的活性，有一个非常简单的办法，你可以用这种益生菌做酸奶，把益生菌加入牛奶中，40℃下保温10小时左右，如果能够做出酸奶，就说明它有足够的活性。从剂型上来说，粉末状态的益生菌产品和包裹了肠衣的胶囊型益生菌产品，更有利于菌株活性的保存，会有更长的货架期或者有效期。

益生菌产品要有足够的活菌数量，这在益生菌的外包装上都会标注出来，只有在货架期内保证足够的存活量才能产生功效。

服用益生菌也很有讲究，要避免高温和空腹。高温容易使益生菌失去活性，服用益生菌要用40℃以下的温水而不是开水，添加益生菌的食物也不要过度加热；益生菌的服用时间最好是在餐后，或者添加到食物中一起吃下去，尽可能减小胃酸的影响，不建议空腹服用。服用益生菌还要保证足够的数量，最好每天补充50亿以上。

益生元产品，只能作为膳食纤维摄入的补充

益生元不能被小肠消化吸收，但能被有益菌利用，能够促进有益菌增殖，可以简单地把它理解为有益菌食物。益生元并非什么高深莫测的物质，它是从植物里提取的低聚糖，或者多糖酶解产生的低聚糖，果蔬中经常提及的膳食纤维，也可以归到益生元的范畴里来。

常见的菊粉、牛蒡粉、低聚果糖、大豆低聚糖、魔芋粉、魔

芋胶囊、海藻多糖、阿拉伯糖等都是益生元。直接吃益生元类产品，也是一种有益肠道健康的办法。

市场上有很多专门用来补充益生元的产品，在益生元的选择上不必像益生菌那样纠结，因为市面上基本不存在“假的”不起作用的益生元，所以基本上保健品资质和食品资质的区别，已经不像益生菌产品那么大了，最多是保健品更有信任度。益生元产品主要是固体饮料和液体糖浆两种剂型，具体剂型取决于其主要成分，比如菊粉就是粉末状的，低聚果糖就是液体状的。

需要注意的是，益生元产品并不能代替蔬菜和水果，它只能作为膳食纤维摄入的补充，或者肠道菌群平衡的加强。蔬菜和水果不仅仅含有膳食纤维，它们还含有大量维生素、矿物质和植物化学物质，这些物质对身体健康是极其重要的，也是别的食物来源无法保证的。

在益生菌市场，除了益生菌和益生元，还有一种产品叫合生元，其实就是益生菌+益生元的组合体。合生元产品中既有活的益生菌，又有可以促进益生菌生长的益生元，目的是集两者之长，以期达到更佳的调节效果。

生活中，如果正常饮食无法获得理想的肠道菌群状态，可以增加一些富含益生元、益生菌的食物或者产品，尤其是对于一些特殊人群，比如随着年龄增长菌群失衡的老年人或者急性腹泻发作的病人。

有益肠道健康的生活习惯

肠道健康不是一蹴而就的事，除了增加膳食纤维摄入、补充益生菌和益生元外，还要从日常饮食和生活习惯上长期调整，不能指望吃一大盘蔬菜、喝一包益生菌就立马解决问题。要创造良好的肠道微生态环境，改善肠道菌群的失衡，促进肠道健康，是需要长期调理的。调理的原则，无非如下几点。

保持合理的饮食结构。增加蔬菜和水果的摄入量，增加粗杂粮在主食中的比例，增加大豆制品的摄入，保证膳食纤维的摄入量。

避免高脂肪饮食。高脂肪食物油腻不好消化，会加重消化系统的负担。油脂其实就是润滑剂，没被吸收的脂肪混合在食物残渣里，不利于粪便的成形，会加重腹泻，长期腹泻会减少体内有益菌的数量，导致肠道菌群失调。

不要吃得太咸，少吃或者尽量不吃腌制加工肉制品。腌制类食品在其加工过程中会添入大量的盐，盐进入人体后，会对肠胃系统产生刺激，影响黏膜组织。

减少刺激和辛辣食物的摄入。过浓的辣味食物会刺激黏膜组织，导致消化道过度充血，容易带来便秘等问题。

注意补水。气候干燥、饮水不足，都有可能造成大便干燥，从而导致便秘。

饮食定时定量，饥饱适度，不暴饮暴食，规律进餐，吃动平衡，避免久坐。

避免滥用抗生素。不得不用抗生素时，为免抗生素对肠道菌群的破坏，可以在服用抗生素期间服用益生菌。

警惕病变。肠道经常出现各种问题，对于反复便秘、腹泻，久治不愈的人，最好先做肠镜检查，在排除病变之后，再思考调整饮食、运动和生活习惯，不要被所谓的偏方所误。

肠道是人体最大的免疫系统，是人体的“营养生产中心”。肠道在我们每个阶段的生命“旅程”中都起着至关重要的作用，它的健康程度与一个人的身体状况、精神状态、寿命有着直接关联。我们每个人都应该从“肠”计议，重视自己的肠道健康，进而才能更有益于全身健康！

关键词解析

肠道菌群

肠道菌群，顾名思义，就是肠道内的各种细菌。健康人的胃肠道内寄居着种类繁多的微生物，这些微生物称为肠道菌群。这些细菌与人体相互作用，对人体的健康有非常巨大的影响。肠道内这些细菌根据其在肠道内不同的生理功能被分为三大类：有益菌、条件致病菌和有害菌。人体的健康与肠道内的益生菌群结构息息相关。

●益生菌

益生菌也就是人们通常认为的有益菌。益生菌是通过定植在人体内，改变宿主某一部位菌群组成的一类对宿主有益的活性微生物。常见的益生菌如乳杆菌、双歧杆菌等。

●益生元

益生元可以简单地理解为益生菌的食物。它不能被人体分解、吸收和利用，通过消化道到达结肠后，能被肠道菌群分解和利用而促进结肠菌群的生长，在改善肠道微生态，促进脂质、蛋白质与矿物类代谢方面具有重要意义。常见的益生元有低聚糖类，包括低聚果糖、低聚半乳糖、低聚木糖、低聚异麦芽糖、大豆低聚糖、菊粉等。

关键营养信息

❶ 肠道菌群平衡不但是肠道健康的保障，也是全身健康的基础。

❷《中国居民膳食指南（2016）》建议，每人每天要摄入 25 克～ 30 克膳食纤维。要想达到这个摄入量，必须有意识地多吃全谷物、粗杂粮、蔬菜、水果等富含膳食纤维的食物才行。注意，膳食纤维只能来自植物，肉、蛋、奶等动物性食物不提供膳食纤维。

❸ 酸奶等发酵食物有益肠道健康。

❹ 适当补充益生菌和益生元，可以促进肠道菌群平衡，有助身体健康。

TWO

第 2 讲

重视孩子的日常饮食

2017年发布的《中国儿童肥胖报告》显示，我国7岁以上学龄儿童肥胖人数近3500万。同时，《2016年全球营养报告》指出，中国至少还存在1000多万学龄前儿童因营养不良而生长迟缓，这个数字仅低于印度，居全球第二。此外，2012年我国5岁以下儿童死亡率为13.2‰，其中13%与营养不良相关。一边是超重肥胖，另一边是营养不良生长迟缓，这都和孩子的生长环境、饮食习惯不无关系。讲饮食对孩子的重要性，真是老生常谈了，但仍有很多家长对孩子的饮食不够重视，不得要领，常常感到心有余而力不足。

安排好儿童的日常饮食，做到合理搭配、营养均衡，极为重要，这是每个家长的必修课。平衡的膳食不仅能给孩子提供现阶段的营养，关系到孩子整体的身体状况，还有益于孩子未来营养意识和习惯的养成，这会让他们终身受益。

在微博上曾有一条“五成大学生不吃早餐”的消息，受到社会的广泛关注，大家在对大学生不重视健康、不重视日常饮食唏嘘不已的同时更在反思：这些大学生是上了大学之后才开始不吃早餐的吗？显然不是，这其中大部分人可能在上大学之前就没有吃早餐的习惯，甚至也没有按时吃午餐和晚餐的习惯。孩子的饮食习惯和健康理念，都是在儿童时期形成的，并且极可能会贯穿一生。每一位家长都应该从孩子小的时候就重视他的饮食，给予充分的饮食指导和饮食建议，这是孩子健康成长的基础。

重视孩子的一日三餐

父母都想把最好的食物、最好的营养留给孩子，只不过有时候不知道如何做才能得其要领。其实要做好这件事并不复杂，不妨从重视一日三餐开始。

▶ 早餐要全面、方便

在一日三餐中早餐最容易被忽视。如果孩子不吃早餐或早餐吃得不合理，就会影响大脑的能量供应，并进而影响大脑的思考能力，尤其对于学龄阶段的孩子来说，一顿营养丰富的早餐，是一上午精力充沛的基本保证。早晨起床后，孩子和大人一样，往往没什么食欲，再加上早上的时间很紧张，要吃上一顿丰盛的早餐往往是不现实的，所以“全面”和“方便”应是儿童早餐具备的特点。

所谓全面的一餐，必须有几种食物：肉、饭、菜、奶。所谓“肉”指各种富含蛋白质的食物，比如猪肉、牛肉、羊肉、鱼肉、虾肉等，从方便的角度考虑也可以用蛋类来替代。所谓“饭”，自然指各种各样的主食，比如米饭、馒头、花卷、面包等，这些主食能够迅速升高血糖，保证能量供应。而所谓“菜”，指各种新鲜的蔬菜和水果，它们含有非常丰富的维生素和矿物质。儿童早餐中还应该有奶类，牛奶、酸奶、奶粉都可以。如果早餐不喝奶，可以带到学校，把牛奶、酸奶当作课间加餐也很好。

一顿营养的早餐最好兼顾方便，如果嫌一菜、一饭、一肉操作起来麻烦，可以在早餐做些包子、饺子、肉丝蔬菜汤面、三文鱼青红椒炒饭、蛋炒饭，这样的“一锅出”既能满足营养需要，又能兼顾方便。切莫让孩子的早餐用一个面包、一杯牛奶就打发了，或者到学校门口的路边摊随便吃上一口。

▶ 午餐注重搭配

午餐关键看搭配，大部分孩子的午餐，要么在幼儿园食用，要么在学校食用，都是由幼儿园和学校专门统一制作的，营养自不必说。午餐最重要的是让孩子知道如何去选择和搭配。

我们曾经参观过一家营养餐示范学校的食堂，午餐的菜肴八荤八素、四种主食，可以说是非常丰盛了，孩子们可以自由地选择他们喜欢的食物。但是再看看孩子们选择的结果，真是令人惋惜，有不少孩子餐盘里只选择了米饭、玉米和烤红薯。

显然，即便学校食堂提供的食物再丰富，如果孩子们选择不当、搭配不均，也是徒劳。孩子们不但没有搭配的概念，而且完全不知道平衡的饮食原则是什么。这需要家长从孩子小时候就开始培养，逐渐让他知道平衡的饮食要有饭、有菜、有肉，科学的搭配离不开“肉菜饭”的模式。时间长了，孩子在选择的时候自然而然地就会关注这些细节。

▶ 晚餐查漏补缺

孩子们的晚餐主要用来查漏补缺。由于白天时间紧张，许多家庭都非常重视晚餐，经常把晚餐做得极其丰盛。晚餐丰盛本身并没有问题，但关键是不能随着孩子的喜好大吃特吃，孩子晚餐到底吃什么、吃多少，最好取决于孩子这一天早餐、午餐的饮食情况。通常，幼儿园或者学校都会发布孩子在幼儿园或学校的一周食谱，建议家长要做好两件事情。

第一件事，每天了解一下孩子在幼儿园或学校的食谱，这样就可以知道孩子当天食物摄入的种类是什么，在做晚餐的时候，可以有针对性地补充孩子午餐摄入营养的不足。

第二件事，要和老师了解一下孩子在幼儿园或学校的用餐情况，以便了解孩子在幼儿园或学校摄入食物的数量。对于幼儿园的孩子，一日三餐都在幼儿园，营养搭配比较合理，晚上回家就可以少吃一点儿。对于学龄期的孩子，晚餐基本都在家里食用，也要根据孩子白天的饮食状况，查漏补缺，这是非常关键的。同时，为了保证良好的睡眠，晚餐不要吃得太晚，肉类不要过多，以清淡易消化为主旨。

在食物的制作上，家长也要多下功夫，建议多采用蒸、煮、炖、焖等烹调方法，要清淡、少盐、少油脂、少腌渍、少烧烤、少油炸。

有的孩子不爱吃肉类，大多数是因为口感问题，尤其是一些瘦肉，质地比较柴，不容易嚼烂，并且容易塞牙。不妨将肉类剁成肉末，然后做成肉馅包包子、饺子，或者汆成肉丸子。

有的孩子不爱吃鱼虾，讨厌鱼虾的腥味，不妨改变鱼虾的烹调方法，比如，加一些蒜泥、柠檬汁，将炖煮改为煎烤，味道就会改善很多。如果这样还不行，那也不必强求，可以用同等数量的其他肉类替换鱼虾。

和孩子一起合理选择零食

三餐之外，皆属零食。人们对于儿童吃零食一直就有不太正面的评价，很多家长也常常把孩子吃零食当成一种坏习惯。事实上，合理选择零食，也是保证儿童整体营养平衡的手段之一。关键不在于孩子吃不吃零食，而在于吃什么样的零食，什么时候吃零食。如果孩子比较喜欢饮料、油炸食品、糖果、膨化食品等这些营养价值很低的零食，那确实是弊多利少。家长要引导孩子吃健康的零食，让孩子拥有选择健康零食的能力。

有一些零食非常健康，可以天天吃。比如，各种水果、奶制品、原味坚果、水煮蛋、无糖燕麦片、煮玉米、全麦面包、烤地瓜或煮地瓜等。这些零食营养高，能够提供丰富的维生素、矿物质和蛋白质，适宜儿童在两餐之间作为能量和营养的补充，可以每天换着样吃。

有一些零食含有一定的营养价值，但是同时也含有一些不健康的成分。比如，含有不少糖、脂肪、盐等的零食，就不能天天吃，否则过多高频地食用会造成油、盐、糖摄入超标，造成能量的超标，像巧克力、饼干、豆干、海苔片、苹果干、葡萄干、再制奶酪、奶片、地瓜干、果汁乳酸饮料、鲜奶冰激凌等皆属于此类。孩子每周食用1～2次即可，不宜过多。

让家长们嗤之以鼻的其实是一些营养价值很低，同时脂肪、糖、盐，以及各种添加剂却很多的“垃圾零食”，它们真的是不太健康了。这类零食主要有各种糖，如糖豆、软糖、水果糖、话梅糖等；各种膨化食品，如炸薯片、炸薯条、巧克力派、蛋黄派等；各种甜饮料，如可乐及其他碳酸饮料等。这类零食应该让孩子们少吃，每周最多不要超过1次，最好不吃。

零食毕竟是零食，只是作为日常饮食的补充，而不是日常饮食的主流，更不能让它干扰孩子正常吃饭。很多孩子因为吃了过多的零食而耽误了正餐，或者正餐搭配不合理，仅靠零食来补充不足，这些都是得不偿失的。零食最好安排在两餐之间，不要离正餐太近，根据正餐的食物做出合理的搭配和调整，这样才能让零食发挥真正的作用。

不要盲目给孩子吃补品

盲目进补，这可比吃错零食后果还要严重。家长总是担心孩子缺乏营养，想在三餐之外给孩子补充更多的营养。很多妈妈都在孩子小的时候给孩子补过钙，在孩子要面临升学考试的时候补过DHA，在青春期的时候给孩子补过增高口服液……只要听说对孩子有益，家长们都来者不拒，如鱼肝油、益生菌、DHA、补钙的、益智的、增高的……林林总总，不一而足。

其实很多妈妈是跟风购买，一方面不了解产品本身，另一方面也不了解孩子实际的营养需求，大多是人云亦云。

拿给孩子补钙来说，大多数孩子并不缺钙，但家长们却热衷于此。《中国居民膳食指南（2016）》建议纯母乳喂养的宝宝在6个月（180天）之前不需要补钙，但应每天补充维生素D400IU，以促进钙吸收；满6个月开始添加辅食，保证每天500毫升～600毫升的奶，这时仍然不需要补钙，继续补充维生素D促进钙吸收即可。

如此看来，孩子是否需要补钙，得结合孩子的年龄、饮食及一些临床的检查才能判断，盲目进补对孩子的生长发育和生理代谢都有不利影响。还有其他的营养素，如铁、锌、维生素A等，都需要经过专业的评估，才能给孩子补充。

至于那些宣称有各种增强免疫力、增高、益智的保健食品，就更需要谨慎对待了。这些营养品中有的含有人参、鹿茸、阿胶、花粉等，对成人可能无大碍，但可能会对孩子产生不利的后果，如食欲下降、性早熟等。因此给孩子选择营养品，应咨询专业人员，切莫盲目给孩子进补，拔苗助长只会适得其反。

让孩子参与食物的选择与制作

让孩子参与食物的选择与制作不仅帮助孩子认识食物，还能培养孩子的营养观念，是一次极其难得的“食育”机会。许多家长不愿让孩子参与食物的制作和烹调，是怕伤着孩子。其实，在保证安全的情况下，家长应该鼓励孩子参与家庭食物的制作和选择，这有助于帮助孩子了解食物的基本常识和对健康的重要意义，增加对食物的认知，对食物产生心理认同和喜爱，消除对某些食物的偏见，从而学会爱惜食物。在食物的准备与制作过程中，更能够培养孩子的独立能力，使孩子受益一生。

在孩子1岁左右的时候，就可以让他参与做饭，但这时候绝对不是让他用刀切菜。在这个年龄阶段，孩子喜欢抓、握、捏这样的动作，可以准备一个小瓶子，将大蒜装进去，孩子在摇动的过程中会觉得既有趣又好玩。

对于稍微大一些的孩子，可以准备更加复杂一点儿的工具，比如，在做面食的时候，你可以准备一些卡通造型的小模具，以增加孩子的兴趣和专注力；还有一些塑料的小刀具，可以用来切面条、做面片，都可以让孩子逐渐尝试。

总之，不同年龄段的孩子，有不同的行为和心理特点，可以根据孩子的成长变化，选择不同的方式，引导他们参与到食物的制作中来。

在周末或者节假日的时候，可以带孩子去农场，认识一些作物，甚至可以让他们参与一些简单的农业生产活动，比如体验农作物的种植，观察植物的生长过程等。还可以带孩子采摘一些蔬菜，比如西红柿、黄瓜等。也可以根据时令带孩子去果园采摘草莓、樱桃、蓝莓、桑葚等。

带孩子去农场参观或采摘，可以激发孩子对食物的兴趣，让他们享受自己的劳动成果，体会参与的兴趣。

在带孩子外出郊游的时候，可以让孩子和家长一起准备野餐的食物，比如，五六岁的孩子，可以和妈妈一起制作三明治、比萨、小饼干等食物。

在计划某一餐的时候，不妨征求一下孩子的意见，最好偶尔能让他来计划吃什么。比如，带孩子去超市或市场，让他们尝试自主选购食物。

总之，鼓励孩子参与食物的选择与制作过程，能够激发他们对食物的兴趣，有利于引导他们树立正确的营养观念，养成科学、营养、健康的饮食习惯。

应该让孩子树立的重要营养观念

我们喜欢吃某些食物，对食物的选择偏好，是由我们的饮食习惯决定的，而这些习惯大多数是在儿童时期形成的。家长应该在孩子小的时候，就有意识地帮助孩子树立一些正确的饮食观念，进而帮助他养成良好的饮食习惯，这将会让孩子受益终身。

▶ 帮孩子树立“奶类优先”的观念

奶类对于孩子成长发育的重要性自然不必多说了，给孩子树立“奶类优先”的观念，对培养和巩固孩子饮奶的习惯非常重要。家长应该以身作则，身教大于言传。

如果家长不喝奶，却让孩子喝奶，既没有说服力，又难坚持下去。家长以身作则，跟孩子一起喝奶，一起选择喜欢的、适宜的奶制品，逐步养成每天饮奶的习惯。如果不能喝牛奶，喝酸奶、沏奶粉、吃奶酪都可以。

总而言之，应千方百计地保证每天的饮奶量！如果孩子实在不喝奶，还可以在制作食物时加入一些牛奶，比如，蒸馒头、做面包的时候可以用奶来替代一部分水，用奶粉替代一部分面粉，从而增加孩子奶类的摄入量。

孩子应每天饮用300毫升～400毫升奶或相当量的奶制品。如果早上不喝，那么可以加餐喝，也可以晚上临睡前喝。在孩子的食谱中没有比奶类更适合做加餐或者零食的了。

▶ 培养孩子养成喝白开水的习惯

“白开水是最好的饮品！”家长要给孩子树立这样一个基本的观念。因为含糖饮料对儿童有着极大的诱惑力，许多孩子都容易对甜饮料形成嗜好，所以需要家长给予正确的引导，让孩子认识到过量饮用甜饮料的害处。

孩子的自制力差，也容易养成嗜爱甜食的习惯，家长应该以身作则，养成良好的饮水习惯，而不是对孩子暴力制止，自己却百无禁忌。家长在家里要常备凉开水，提醒孩子定时去饮用，也尽量不去购买可乐、果汁等，避免将甜饮料当作零食提供给孩子。

如此一来，让孩子形成白开水才是日常饮品的意识。常喝甜饮料一方面会增加肥胖的风险，另一方面会影响孩子的食欲，很可能会导致胖的越胖，瘦的越瘦，即便长大了，也很难改变嗜甜的口味。

▶ 让孩子知道哪些食物是自己每餐必需的

在家里为孩子准备一个属于自己的餐盘，最好是分餐盘。每次用餐的时候，在餐盘的固定格子里盛上饭、蔬菜、肉类，旁边可以放上一点儿水果、一杯奶。

渐渐地，孩子就会知道他每餐的食物当中必须有这几类，而猪肉可以换成牛肉，牛肉可以换成鱼肉，鱼肉也可以换成鸡蛋。这些食物都是含有蛋白质的食物——“鱼、肉、蛋”，它们负责提供丰富的优质蛋白，一日三餐中必须每一餐都有其中一种或者几种。

让孩子在家吃饭就学会分餐，不是教条，而是健康饮食的要求，是每个孩子的必修课。

鼓励孩子多运动，
保证充足睡眠

生命在于运动，孩子更是如此！充足、规律、多样的身体活动，不仅能增进食欲，还可以强健骨骼和肌肉，增强心肺功能。尤其那些不爱运动的孩子，家长更要多费时间和精力陪孩子一起玩游戏、做运动。如果家长平时就爱躺在沙发上玩手机，怎么指望孩子会养成运动的习惯呢？建议儿童每天有大于60分钟、每周多于 3 天的身体活动。此外，儿童还要保证充足的睡眠时间，比如小学生每天10小时、初中生每天9小时、高中生每天8小时。固定的入睡和起床时间有利于孩子形成规律、稳定的睡眠周期，刺激人体分泌更多的生长激素，更有利于儿童的生长发育。

监测孩子的体格指标，避免过瘦与肥胖

身高和体重是反映儿童营养状况最直观的指标。很多家长觉得自己家孩子瘦、长得慢，其实大部分时候都是主观猜测，每个孩子的生长发育趋势都是不一样的。

建议大家用生长曲线图来监测孩子的生长发育状况，定期给孩子测量身高和体重，然后在曲线图上标注下来。曲线图上都有推荐值，如果发现孩子身高明显偏矮，或增长速度突然变慢，要及时找专业的医生评估孩子是否有潜在的疾病，或者饮食存在问题。

对于那些饮食状况不理想，甚至已经出现营养不良、贫血等问题的孩子，除了要从调整膳食入手，还可以根据儿童的饮食状况，并在专业人员的指导下酌情选用含铁、锌、钙或多种维生素的营养补充剂。

总而言之，儿童的身体正处于快速生长发育的阶段，同时一些观念和习惯也在逐渐形成，这些将对一个人的一生带来深远的影响，因此特别需要家长多花心思，抓住重点，合理搭配，灵活调整，保证全面充足又不过剩的营养供应。

关键词解析

●零食

零食，顾名思义，就是正餐之外的所有食物，一般适合两餐之间食用，数量可多可少。零食可以是液体，也可以是固体，是吃起来很方便的一些食品。

对营养需求大、胃容量又比较小的孩子来说，零食是必要的营养补充。对成年人来说，在正餐数量不足时，或者为了预防用餐之前过度饥饿，或者在不能按时吃饭的时候“垫垫饥”，有时也需要吃点儿零食。

关键营养信息

❶ 儿童早餐必须做到“营养全面”和“方便”。“一锅出”既能满足营养需要，又能兼顾方便。

❷ 午餐最重要的是让孩子懂得如何去搭配和选择。

❸ 孩子们的晚餐主要用来查漏补缺。

❹ 孩子们的饮食更要符合“肉 + 菜 + 饭”的模式。

❺ 合理选择零食是保证儿童整体营养平衡的手段。零食应用于补充三餐的不足，而不是代替或干扰正常三餐。

❻ 帮孩子树立“奶类优先”的观念是非常重要的。

❼ 盲目进补，比吃错零食后果更严重。切莫盲目给孩子乱进补，拔苗助长只会适得其反。

❽ 任何年龄段的孩子都可以参与食物的制作过程，并对此产生兴趣。

❾ 养育孩子有一个重要的任务就是关注他们的身高和体重，身高和体重是反映儿童营养状况最直观的指标。

THREE

第3讲 孕期需要特殊饮食照顾

孕期是人生中最为特殊的阶段。准妈妈的营养摄入，既要满足胎儿的生长发育，还要保障自身的需求。这不仅对孕期有影响，而且对母子双方的远期健康也有很大影响。人们经常说孕期是“一人吃，两人补”，学习孕期营养知识也是同样的道理，保证整个孕期的营养不仅对母子双方，乃至对整个家庭都意义重大。

孕期要严格管理体重

每次给孕妇做饮食指导之前，我都要非常详细地了解孕妇孕前及目前的体重，然后再结合产检的数据、孕妇的饮食习惯、孕妇的需求，给予一些饮食方面的指导和建议。之所以要这样做，是因为体重是反映孕妇整个孕期饮食和营养状况的“晴雨表”，直接影响孕妇和胎儿的整体健康水平。有些孕妇整个孕期体重增长六七十斤，却没有意识到这会给母子双方带来极大的分娩风险。有些孕妇体重迟迟不见增长，补这补那也未能改善，这会让胎儿的发育面临营养缺乏的风险。孕期体重增长要重点关注两个方面：一方面是孕期体重增长的总量要合理，另一方面是孕期体重增长的速度要合理。这两个方面可以通过“孕期体重增长曲线”来进行监测（详见本讲关键词解析）。

孕妇在孕期体重增长多少，主要取决于孕前的体重。孕妇从备孕开始，就应该结合自己的身高和体重，选择一条适合自己的体重增长曲线，据此来设定自己孕期体重增长的总目标。BMI（Body Mass Index，身体质量指数）在18.5～23.9为正常体重，BMI在24.0～27.9为超重，BMI≥28.0为肥胖，BMI<18.5为低体重。每一种情况都有一条对应的孕期体重增长曲线，选好曲线之后，每周都要称一次体重，监测过程中一旦发现体重增长

值达不到推荐值或者超过推荐值的上限，就应引起注意，并采取措施使体重向推荐值靠近。

2019年，国家卫健委在《关于印发出生缺陷防治健康教育核心信息的通知》中强调，孕期应当坚持食物多样化，合理膳食，均衡营养，保持体重适度增长。对于孕育生命来说，体重严重超标是风险极大的。一旦发现孕期体重超标，就要及时地采取措施坚决控制体重过快增长，比如，少吃营养价值低的过度加工食品，不要大量吃水果，减少烹调油的摄入，每餐只吃七八分饱，适当增加运动，将体重过快增长的势头控制住。

相反，体重不是越低就越好。孕期储备能量是为了更好地孕育新生命和产后哺乳，孕前体重偏低的人不要以为怀孕之后体重就一定会增长上来，并不是所有人都是这样，因此在备孕期就应开始调整体重。如果怀孕后孕妇的体重仍达不到推荐值的下限，就要采取措施“多吃”。“多吃”包括增加食物的总量，增加进餐的次数。

一般认为，孕前体重正常的女性，整个孕期体重增长11千克～16千克比较适宜；孕前体重超重的女性，整个孕期体重增长总量的合理范围是6千克～11.5千克；孕前肥胖的女性，孕期体重增长总量的合理范围是5千克～9千克；孕前低体重的女性，整个孕期体重增长总量的合理范围是12.5千克～18千克。总而言之，如果孕前体重超重，那么孕期就少长一点儿；如果孕前体重较轻，孕期就需要多长一点儿。

孕期要保证充足的优质蛋白

无论体重增长情况如何，都需要重点补充以下几类食物，它们含有优质蛋白质，是整个孕期饮食的重中之重，是保证胎儿生长发育最基本的物质。它们分别是奶类、蛋类、肉类、鱼虾和大豆制品。

孕妇在孕早期每天应摄入300毫升奶制品，孕中期和孕晚期每天应摄入300毫升～500毫升。奶类营养素种类齐全、比例适当、易于消化吸收，尤其是钙含量多、吸收率高，可以满足胎儿生长发育所需的大量钙。孕妇可根据自己的喜好选用，如鲜牛奶、灭菌奶、酸奶、孕妇乳粉等均适合孕妇。可以在早餐或睡前饮用，也可以将奶类作为加餐，对孕妇来说既营养又方便。

孕妇每天应该吃1个鸡蛋，或者重量大致相当的其他蛋类，比如鸭蛋、鹅蛋、鹌鹑蛋等。如果其他肉类吃得比较少，或者不喝奶的时候，还需要额外增加一两个蛋类来弥补。蛋类的吃法很多，值得推荐的有煮鸡蛋、蒸蛋羹、炒鸡蛋、煎蛋饼。

孕期每天应该保证摄入一定量的禽畜肉类，摄入量最好能达到100克左右。猪肉、牛肉、羊肉、鸡肉、鸭肉不仅含有丰富的优质蛋白，而且铁含量也比较高，是铁的最佳来源。孕期容易发生缺铁性贫血，因此应保证每天肉类的摄入量。孕期体重增长过多的孕妇，应尽量选用低脂肪肉类，如精瘦肉、里脊肉、瘦牛肉、瘦羊肉、鸡胸肉等，这些肉类中含蛋白质、维生素和矿物质较多，而含饱和脂肪和胆固醇较少，能量更低。相比而言，肥瘦肉、五花肉、肥牛、肥羊、羊肉片、排骨等吃起来香嫩多汁的肉类，反而含有更多的饱和脂肪，能量高，营养价值比较低。此外，火腿肠、培根、腊肉、肉松、肉干等肉类加工制品不适合孕期食用，不可以用来代替鲜肉。

和肉类相比，鱼虾的营养价值更胜一筹。鱼类和禽畜肉类提供的优质蛋白质相差无几，但是鱼类所含的脂肪和能量明显少于禽畜类。孕期体重增长较多时，可以多食用鱼虾，少食用禽畜肉类。此外，鱼虾肉还含有较多的ω－3多不饱和脂肪酸，对胎儿大脑和视网膜功能的发育有益，尤其是深海鱼类，如三文鱼、鲭鱼等，每周最少吃2～3次。

对于肉类或鱼虾摄入量不足的孕妇，要增加大豆制品的摄入量，比如豆腐、豆腐干、豆腐丝、豆腐皮等。这些大豆制品都是优质蛋白的良好来源，尤其对于一些饮食偏素的孕妇来说，如果必须用哪种食物代替部分肉类或鱼虾的话，那也非大豆制品莫属了。对于这样的孕妇甚至可以一日三餐中有两餐都有豆制品，还可以自制黄豆芽炒菜、做汤，或者用黄豆面加入到面粉中做面食，等等。

以上所说的奶类、蛋类、禽畜肉类、鱼虾类等动物性食物，以及大豆制品是孕妇所需蛋白质最重要的来源，孕期要增加这些食物的摄入，奶类每天300毫升～500毫升，鸡蛋每天1个，肉类和鱼虾每天合计达到150克～200克，大豆15克，还要包括10克坚果。

孕期补铁可以防治贫血

有一些孕妇即使被确诊为贫血，也根本不当一回事，甚至因为担心孕期用药会有副作用或自觉无明显的症状，而对医嘱置之不理。

事实上，孕期缺铁会严重损害母婴健康，患缺铁性贫血的孕妇其实就是让胎儿处于缺氧的状态，这会影响胎儿的大脑发育，严重者会造成宝宝智力低下，并且这种损害几乎都是不可逆的，错过治疗时机则无法弥补。

更糟糕的是，患缺铁性贫血的孕妇会使新生儿铁储备不足，导致宝宝在婴幼儿期更容易患缺铁性贫血。对于贫血、多次妊娠、长期素食或肉食不足的孕妇，更容易出现缺铁性贫血，即使没有贫血也要注意补充铁，最好从备孕就开始重视补铁。

孕妇血清铁蛋白及血红蛋白检查是最敏感的指标，当血清铁蛋白低于110克/升时，即可诊断为贫血。在医院做的血常规报告单上，可以看到血红蛋白含量一栏，低于标准值的则为贫血。

孕期一旦发现缺铁性贫血应尽快、尽早纠正，如果非要给一个期限不可的话，那就应该是立刻、马上！毕竟即便及时服用补铁药物，到彻底纠正缺铁性贫血也需要数周的时间，不可能马上改变贫血状态，我们要意识到这个问题的紧迫性。孕妇一旦确诊缺铁性贫血，必须多管齐下，采取多种补救措施，其中最重要的就是按医嘱服用补铁药物。补铁药物种类较多，最常见、最实惠的是硫酸亚铁，还有富马酸亚铁、琥珀酸亚铁、多糖铁复合物、葡萄糖酸亚铁等。如果孕妇贫血比较严重，或者因胃肠道反应过于强烈而无法口服补铁药物，可以在医生指导下肌肉注射蔗糖铁、右旋糖酐铁或山梨醇铁，特别严重的还可能需要输血。

服用补铁药物应定期检查血红蛋白（血常规），发现血红蛋白升至正常后，不能立即停药，应继续口服铁剂3～6个月或至产后3个月，以恢复铁的储备。除了通过铁剂补充铁之外，还可以通过食物进行补充。

足量“铁三角”可以为补铁起到一定的作用。所谓“铁三角”，指的是动物肝脏、血液和瘦肉，它们铁含量丰富，铁吸收率高，而且很少被其他膳食因素干扰，是铁的最好食物来源。保证肉类摄入，畜肉、禽肉、鱼肉每天合计200克，就可以达到很好的补铁效果。

摄入各种强化铁的营养强化食品，是一种非常值得推荐的补铁方式，对预防缺铁性贫血十分必要。常见的强化铁的食物有铁强化面粉、加铁酱油、加铁奶粉、加铁奶类等。通过这些食物进行铁的营养补充，不会造成铁摄入过量，即使与其他富含铁的食物同时食用，或者每天多吃一些也是安全的。

孕期要增加钙的摄入量

“孕期无小事，补钙是大事。”孕期常见的腰酸、腿抽筋等临床症状多与缺钙有关，特别严重的还可能导致骨质疏松症或软骨症。孕期缺钙不仅关系到母亲自身的骨骼健康，更关系到胎儿的生长发育。胎儿体内全部的钙均来自母亲的供给，用于骨骼和牙齿发育。

几乎所有的孕妇都会关心怀孕了需不需要补钙，什么时候开始补钙。根据中国营养学会《中国居民膳食营养素参考摄入量》的建议，未孕时和孕早期每天应摄入800毫克钙，孕中期和孕晚期平均每天应摄入1000毫克钙。但实际的情况是，在日常膳食调查中，孕妇平均每天钙摄入量仅有400毫克～700毫克，与推荐量相比还有一定差距。

对于大部分女性来说，一旦准备怀孕就应该重视钙的摄入。补钙要趁早，千万不要临时抱佛脚。有人主张从孕中期（孕13周左右）时加强钙的摄入，这一说法有一个前提条件，那就是在怀孕前或孕早期钙摄入是充足的，能够达到每天800毫克。然而，很多女性做不到这一点，她们平时钙的摄入量就不达标。因此，对她们而言，从开始备孕或者发现怀孕，就应该注意补钙，无论是通过食物补钙，还是吃钙片补钙，只要满足身体所需即可，千万不要等到孕中期之后再临时抱佛脚。

孕期要想保证钙的充足，补钙必须要喝奶！大部分孕妇钙摄入量没有达标的主要原因是膳食中奶类不足。很多孕妇不能保证每天饮用一袋牛奶，更不用说每天饮用500毫升牛奶了。还有相当多的孕妇根本不食用奶类，这类孕妇想要满足身体对钙的需求是非常困难的。奶制品是最好的补钙食物，它不仅钙含量高，钙吸收率也高于其他食物。如果每天喝300毫升～500毫升奶类，基本就可以满足孕妇身体对钙需要量的一半了。所以建议育龄女性每天都要饮奶，在未孕和孕早期至少每天300毫升，孕中期和孕晚期最好每天能喝500毫升。

有一些“低脂高钙奶”或“高钙奶”的含钙量比普通液态奶要高，一般为125毫克/100克，孕妇可以选择这样的高钙奶。许多孕妇奶粉配方中专门添加了钙，含钙量更高，还添加了铁、维生素D、DHA等重要营养素，并且脂肪含量较低，非常值得推荐。推荐孕中期和孕晚期的孕妇每天喝500毫升奶类，其中250毫升选择牛奶，另外250毫升选择孕妇奶粉。

如果孕妇实在没有喝奶的习惯，就要多摄入大豆和蔬菜。膳食补钙最重要的三大来源是奶类、豆制品和绿叶菜。对于健康成年人来说，只要保证膳食中三者占其二，就可以保证钙的充足摄入，但对于孕妇来说最佳选择是三者兼而有之，如果实在不能喝奶，就要多吃绿叶菜和豆制品。很多人不知道小油菜、小白菜、芥蓝、芹菜等蔬菜中含有丰富的钙。不仅如此，这类蔬菜中还含有大量的钾、镁，可帮助维持酸碱平衡，减少钙的流失。孕中期和孕晚期的孕妇，每天应摄入蔬菜500克左右，其中2/3为绿叶蔬菜，也可以获得几百毫克的钙。

大豆制品十分适合孕妇食用，尤其是卤水豆腐、豆腐皮、素鸡这些豆制品，不仅含钙量高，而且低脂，一方面有利于补钙，另一方面有利于孕期体重管理。豆制品建议孕妇每天至少吃一次，可以做成豆浆早餐时喝，可以发成豆芽炒菜，可以炖豆腐，可以炒豆腐皮，还可以做豆腐汤……只要保证每天大约100克豆腐，或者50克豆腐干，或者1大杯豆浆，就可以获得150毫克～200毫克的钙。

由此可见，孕期如果能很好地搭配饮食，食物中的钙就能满足孕期胎儿和母体对钙的需求。但事实是孕妇膳食钙往往摄入不足。每日300毫升牛奶、100克豆腐、300克绿色叶菜，孕妇食谱中三者缺其一，膳食钙的摄入量就很难达到推荐值，这时候孕妇就需要补充钙剂了。

有时候，虽然食谱中奶类、豆制品、蔬菜的食用量达到了上述要求，但孕妇还是出现了缺钙的表现，如小腿抽筋、牙齿松动、血钙降低等，这时候孕妇也一定要补充钙剂！计算食谱中的钙含量非常麻烦，且每天都有变动，所以一般情况下都简单地推荐孕妇每天补充600毫克～800毫克钙，如果从不吃奶类和大豆制品，可以增加至800毫克～1000毫克。

有些孕妇会在孕期补充一些复合维生素、矿物质补充剂，其中钙含量通常比较少，为100毫克～200毫克，不适合用来单独补钙。与此同时，也需要注意孕妇奶粉、复合补充剂、单独钙补充剂中都含有钙，每天钙的总摄入量不宜超过2000毫克。

整个孕期都要补充叶酸

叶酸缺乏可影响胚胎细胞的增殖分化，增加神经管畸形及流产的风险。神经管畸形、无脑儿是最严重、最常见的出生缺陷之一，这样的孩子几乎不能存活。备孕女性要主动补充叶酸，孕前开始补充叶酸已经成为共识。补充叶酸，强调早期补充非常关键，正确的做法是在计划怀孕的时候就要开始服用叶酸，确认怀孕后继续服用，贯穿整个孕期。

目前比较主流的观点是孕前3个月开始补充叶酸。其实，这只是一个大概的时间，因为受孕具有一定的偶然性，你可能还没开始准备就意外怀孕，或备孕1个月就怀孕了，还可能备孕半年才怀孕。总之，当有怀孕计划或意外怀孕就应当开始补充叶酸。

补充叶酸有两种方法，而且这两种方法不可互相替代，要双管齐下。

第一种方法是口服叶酸补充剂，这是最有效、最方便，也是目前最主流的叶酸补充方式。这种合成的叶酸补充剂比天然食物中的叶酸更容易吸收，因此更为可靠。选择叶酸片，最关键的不是品牌和价格，而是剂量，尽量选择单片剂量为400微克的叶酸，每天摄入一片就可以了。许多复合型营养素中也含有叶酸，在服用的时候，要注意里面的叶酸含量，如果叶酸剂量达到400微克就不必单独再服用叶酸补充剂了。孕期叶酸的最大推荐摄入量是1000微克，在同时服用复合维生素、矿物质营养补充剂和单独叶酸片时，要考虑二者所含叶酸之和不要超过最大上限。

补充叶酸的第二种方法是摄入富含叶酸的食物，比如大多数的绿叶菜、猪肝、坚果、大豆、水果等。尤其值得一提的是，很多绿叶菜中叶酸含量很丰富，通常绿叶蔬菜的颜色越浓绿，含有的叶酸越多。如果能够保证孕期每天吃300克绿叶菜，基本就能够满足身体对叶酸的需求。相比而言，从食物中摄入的叶酸较为安全，无须顾忌摄入过量的问题。

孕期吃好 DHA，
让宝宝更聪明

孕期摄入的各种营养素不仅与胎儿的生长发育密不可分，更与其智能发育息息相关，其中DHA对胎儿的智能发育至关重要。根据世界卫生组织和联合国粮农组织（FAO）联合脂肪专家委员会的建议，孕妇每天DHA+EPA的摄入量为300毫克，其中DHA至少200毫克。女性在怀孕期间如果饮食中缺少DHA，会影响胎儿大脑及神经系统的正常发育，进而影响智力发育。

中国疾病预防控制中心的调查显示，目前我国成年人人均每天DHA+EPA摄入量只有37.6毫克，远低于上述推荐量。这表明人群中DHA的摄入量不容乐观。对于孕妇这类特殊人群，要格外关注DHA的摄入，最明智的做法是在孕早期就注重富含DHA食物的摄入！

鱼类和海鲜是DHA最好、最值得推荐的来源。鱼类和海鲜不但含有DHA，还能为人体提供优质蛋白、维生素A、铁、锌、碘等各种营养素，是孕期膳食结构的重要组成部分。比如，近年来很受欢迎的三文鱼，它富含DHA，以及丰富的不饱和脂肪酸、蛋白质等营养物质，价格亲民，而且烹调简单方便，可以蒸、煮、煎，可以单独成菜或搭配炒饭，还可以做成三文鱼汤。

另外，市场上常见的小黄花鱼、秋刀鱼、带鱼、鲅鱼、鲭鱼、鲷鱼等鱼类也富含DHA，同样是补充DHA非常好的选择。建议孕妇每周可以吃2～3次鱼类，上述富脂鱼类最佳。这些富含DHA的鱼类不适合大火煎炸，最适合的烹饪方式是蒸煮、轻煎、炖、焖等。如果必须用油煎，可以用不粘锅，放少许油即可，而像秋刀鱼、三文鱼等含脂肪较多的鱼类可以不用放油，直接小火轻煎即可，否则会造成DHA损失。

孕妇如果鱼类摄入不足，可以考虑用一些营养强化食品来补充DHA，比如孕妇奶粉中绝大多数都添加了DHA，添加量大的是60毫克/100克，其DHA含量比普通牛奶更胜一筹，整体营养价值高于普通奶粉或牛奶。推荐孕中期和孕晚期的孕妇可以用强化DHA的孕妇奶粉替代一部分普通奶粉或牛奶。

亚麻籽油和紫苏籽油里富含α－亚麻酸，占比达50%以上，它们在人体内可以部分转化为DHA。孕期食用油的选用应在多样化、食用油总量不超标的基础之上，增加一些α－亚麻酸含量丰富的食用油。富含α－亚麻酸的食用油主要有亚麻籽油、紫苏籽油、核桃油等，它们都很适合作为孕期烹调油，用于凉拌、蒸煮、煲汤等。

如果通过食物（鱼类、孕妇奶粉、亚麻籽油）补充DHA不能满足身体所需的话，额外补充DHA营养补充剂就十分有必要了。通过各种鱼油和海藻油等专门的DHA补充剂补充是有效而可靠的手段。孕妇选择鱼油补充剂最应该关注的是剂量，建议选择DHA含量在200毫克～300毫克的产品为宜，每日补充一粒。

需要注意，与“鱼油”只有一字之差的“鱼肝油”可不是用来补充DHA的，很多人经常把二者混淆。“鱼油”的主要成分是DHA，属于多不饱和脂肪酸，“鱼肝油”的主要成分是维生素A和维生素D，是维生素。虽然仅一字之差，却是完全不一样的东西。补充DHA，要选择鱼油，而不是鱼肝油。

综上所述，为满足整个孕期对DHA的需要，建议孕妇应该每天保证食谱中有100克左右的深海鱼虾类，并在食用油多样化的基础上，选用部分亚麻籽油或紫苏籽油，将强化DHA的孕妇奶粉纳入每日的食谱当中来，必要时建议添加适当剂量的鱼油、海藻油营养补充剂。

孕期要持续补充维生素D

孕期要注意补充维生素D，如果孕妇缺乏维生素D，不仅会严重损害孕妇自身的骨骼健康，宝宝出生后也很可能会因维生素D储备不足而患佝偻病。人体维生素D的来源，一方面由皮肤组织中含有的7–脱氢胆固醇，经阳光和紫外线照射转变而成；另一方面来自额外的营养补充剂，而日常食物中维生素D含量都很少。

建议孕妇多晒太阳或多进行户外活动。准妈妈可以根据自己的实际情况，在阳光明媚的天气，每天至少有30分钟的户外活动时间，比如去公园或者广场散步，可以更好地帮助维生素D的合成，以促进钙的吸收！如果想通过阳光照射获得足够的维生素D，则要注意将面部、手和手腕等裸露在外，并避免涂抹防晒霜。另外，夏天不要在日照强烈的时段进行户外活动，以免晒伤或中暑。

然而，大多数孕妇要么每日户外活动时间较少，要么不能保证每日足够有效的日照，这时候服用维生素D补充剂就十分有必要。维生素D的补充剂量是每天400IU，最常用的是鱼肝油（维生素AD），也有专门的维生素D补充剂。维生素D补充剂的剂量有大有小，如果是每粒400IU，可以每天一粒，也有的维生素D补充剂是600IU或者1000IU，对于这些剂量稍大的维生素D补充剂，可以按照平均剂量每两天或者每三天一粒，效果也是一样的。但是要注意，维生素D是一种脂溶性维生素，可随脂质吸收进入体内并在体内储存，排泄率不高，摄入过多容易引发中毒现象，因此孕妇每天最大剂量不要超过2000IU。

在一些孕妇常吃的复合维生素矿物质补充剂中也含有维生素D，只是剂量比较小，不适宜用来单独补充维生素D。此外，钙片和孕妇奶粉里也经常额外添加维生素D补充剂。所以补充这些营养素的时候，要注意维生素D的摄入总量，尤其是在多种补充剂同时服用时，要确保维生素D摄入总量不超标。根据中国营养学会的建议，孕妇平均每天摄入维生素D不超过2000IU是安全无害的。

孕期应重视补碘

碘是人体合成甲状腺激素的主要原料之一，是人体所需的重要微量元素之一，对维持人体健康起着重要作用。碘的摄入要适量，过多或过少都会对人体造成伤害。如果孕妇甲状腺激素合成减少，母体新陈代谢就会降低，并因而严重影响胎儿的发育。孕期随着身体对碘需要量的增加，建议孕妇除食用碘盐之外，还要摄入含碘食物,以保证碘的充足供应。

我国居民膳食指南推荐成年人碘摄入量为150微克，孕妇和乳母为200微克。碘的主要膳食来源是加碘盐，推荐每日盐摄入量为6克，碘摄入量约为120微克，几乎达到一般女性碘的推荐摄入量。孕期碘的摄入量比非孕时增大，为了满足孕期对碘的需要，建议孕妇每周摄入1～2次富含碘的海产食品，如海带、紫菜、裙带菜、贝类、海鱼等。另外，很多复合维生素矿物质补充剂、孕妇奶粉里也含有碘，要注意避免碘摄入过量。

建议育龄女性在备孕期主动检查甲状腺功能，以便及时发现甲状腺相关疾病。

孕妇不能吃什么

人的一生中，没有哪一个时期比孕期更重视饮食安全了。即便如此，有些平时很常见的食物还是会猝不及防地出现在“孕妇能不能吃系列”里。这些食物里有很大一部分都是空穴来风，比如，“孕妇不能吃螃蟹”“孕妇不能吃火锅”“孕妇不能吃山楂”“孕妇不能吃韭菜”“孕妇不能吃木耳”等，这些都毫无根据。但有一些食物确实需要注意，否则真的有可能会给胎儿带来很大的安全风险，比如酒、烧烤、加工肉类等，在孕期还是不吃为妙。

▶ 酒精

酒精对于孕妇来说是没有安全限量的，任何剂量都有可能对胎儿造成伤害，并且摄入越多风险越大。不仅孕期不应饮酒，在备孕期和哺乳期也不应饮酒。不仅备孕的女性不应饮酒，男性在备孕期也要戒酒。

▶ 烧烤

烧烤是一类高致癌物风险的食物，不建议孕妇食用。“烧烤”这种烹调方式，由于温度过高，会严重破坏食物中的营养素；高温下脂肪焦化产生的热聚合反应与蛋白质结合，容易产生致癌物质附着在食品表面；同时食物外焦里嫩，里面的肉可能没有熟透，甚至还是生肉，孕妇很可能会感染上寄生虫。这些都会危害孕妇和胎儿的健康，所以孕期尽可能少吃或者不吃烧烤。

▶ 咖啡

孕期能否喝咖啡也是许多孕妇关心的问题，咖啡因对母体和胎儿均有兴奋作用，一般不建议过量饮用。美国食品药品监督管理局（FDA）曾发表声明，建议孕妇每天摄入咖啡因不要超过200毫克，这相当于两三杯速溶小包装咖啡，或者咖啡店一杯普通中杯的量。对于喜欢喝咖啡的孕妇，不妨尝试一下“低咖啡因”的咖啡或者“无因咖啡”，这种咖啡咖啡因含量很低，或者没有咖啡因，相对更安全。茶叶中也含有咖啡因，一般不提倡孕妇喝浓茶，如果实在想喝茶的话，可以喝淡茶、花茶、果茶等，并且要适量。

▶ 甜饮料

将甜饮料也列为孕妇不能吃的食物，是因为饮料里都含有大量的添加糖，属于纯能量食物。大量喝甜饮料会造成糖分摄取量超标，对孕妇的体重管理和血糖控制来说有害无利。除此之外，饮料中还有各种各样的食品添加剂，喝得越多，危害越大。

▶ 生食肉类

生肉、生鱼片是孕妇特别需要注意的一类食物。生的食物中，如生肉、生鱼，都可能会带来细菌污染、弓形虫感染等问题，很可能会通过血液传染给胎儿，并造成流产、死胎和出生缺陷等严重问题。孕期还应避免吃剩的食物，无论是鱼肉，还是蔬菜，都建议彻底加热之后再食用，以保证安全。

孕期也要坚持运动

若无医学禁忌，孕妇每天要坚持保证一定量的身体活动。多数的活动和运动对孕妇都是安全的。有不少女性一旦发现怀孕，因为担心活动身体有流产风险，就经常卧床休息，不但没有主动运动，连日常的身体活动都大幅减少。其实这种做法是错误的。流产本身与孕妇的身体活动没有直接关系，孕妇的身体活动也不必有太多限制，根据自己的身体状况，遵循自己的运动习惯，再结合主观感觉选择一些活动类型，量力而行，循序渐进，比如，可以练习孕妇瑜伽、游泳、快步走、做孕妇体操、做简单的家务劳动等。只要不做危险、易于跌倒的动作，不尝试新的运动项目，不抬重东西，运动不是太剧烈，都是可以的。

关键词解析

● 孕期体重增长曲线

这是怀孕女性必备的监测孕期体重增长的曲线。根据孕前体重和身高，来预测整个孕期体重增长变化的范围。

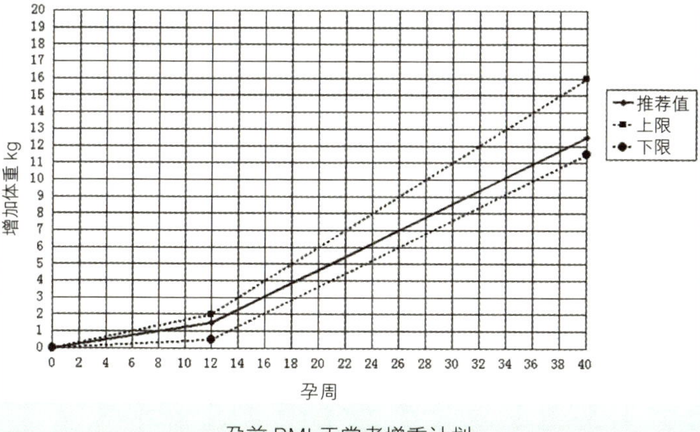

孕前 BMI 正常者增重计划

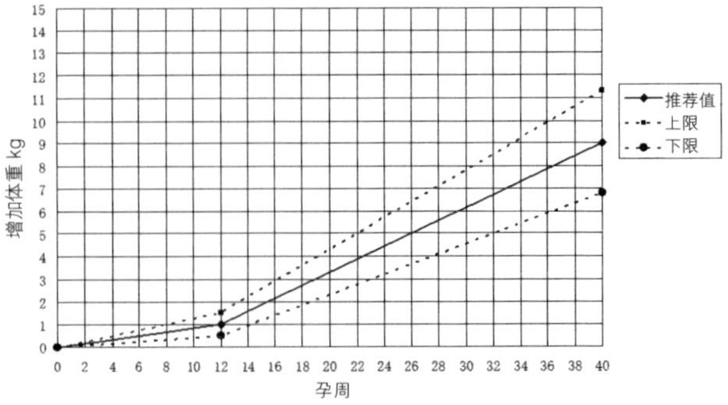

孕前 BMI 超重者增重计划

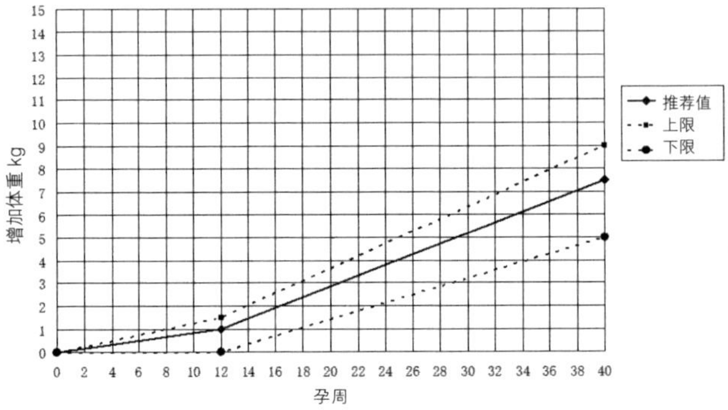

孕前 BMI 肥胖者增重计划

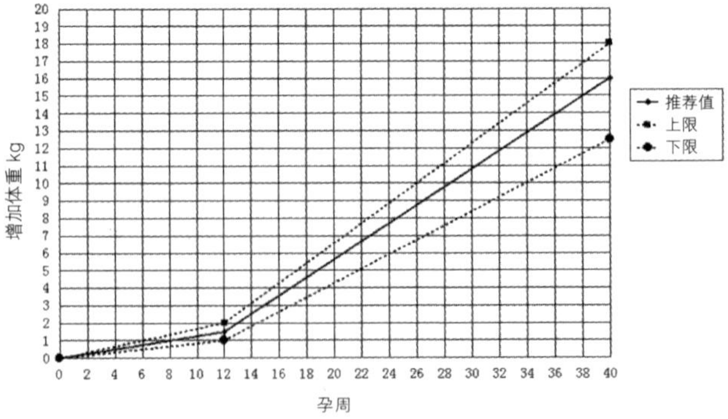

孕前 BMI 偏瘦者增重计划

关键营养信息

❶ 孕期体重增长要合理。首先，孕期体重增长的总量要合理。其次，孕期体重增长的速度要合理。

❷ 孕期要保证摄入充足的优质蛋白，即奶类、蛋类、鱼虾、肉类和大豆制品的摄入。

❸ 孕期一旦发现缺铁性贫血应尽快、尽早纠正，如果非要给一个期限不可的话，那就是立刻、马上！

❹ 在计划怀孕的时候，就要开始服用叶酸，确认怀孕后整个孕期继续服用。

❺ 孕期缺少 DHA，会影响胎儿大脑及神经系统的发育，进而影响智力发育。

❻ 孕期碘的需求量大增，建议孕妇除使用碘盐之外，还要每周摄入一两次海带、紫菜、贝类和海鱼等含碘丰富的食物，以保证碘的充足供应。但应注意避免摄入过量。

FOUR

第 4 讲

照顾好家里的老人

截至2019年年底，我国65周岁及以上人口已达1.76亿，占总人口的12.6%，老年人的身体健康和饮食照顾是涉及千家万户的大事。

与中青年时期相比，老年人身体机能出现不同程度的衰退，比如，咀嚼和消化能力的下降，视觉、嗅觉、味觉等感官反应迟钝，肌肉萎缩等。这些变化都会影响老年人的健康，使老年人更容易出现营养不良、肌肉衰减等问题，也极大地降低了老年人的生活品质。然而，老年人虽然咀嚼、消化等身体各项机能下降，但是身体对营养的需要却并未减少，甚至对某些营养素的需求量更多。理论上来讲，老年人的饮食质量应该比年轻人更好，而不是更差，但实际上并非如此。我们常听说这么一句话："父母总是在不经意间老去。"就这一个"不经意间"，透露出老年人健康的一个关键问题——容易被忽视，并且后果无法挽回。那么，日常生活中该如何料理老年人的饮食呢？不妨遵循如下这些基本原则。

关注老年人的体重

“有钱难买老来瘦”，这句话常被误解为年纪大了瘦一点儿好，于是很多老人追求过度的消瘦。殊不知，这种认识过于片面。肥胖的确会增加患某些慢性疾病的风险，但太瘦也会增加骨质疏松、贫血、免疫力低下、体质虚弱等发生的风险。因此，老年人不应该过于追求瘦。

老年人应该保持一个适宜的体重，不胖也不瘦，或者比正常标准稍微高一点儿的体重对健康最为有利。对成年人来说，身体质量指数（BMI）低于18.5千克/平方米则体重过轻，但老年人的BMI最好不要低于20.05千克/平方米，高限也要比23.94千克/平方米高一些，只要不超过26.95千克/平方米即可。

老年人应该在家里备一个体重秤，以便经常监测体重，可以每周或者每月定时称量一下自己的体重，尤其要关注体重的增长或下降情况，再据此调整食谱，使体重保持在一个适宜的稳定水平。

对于体重适宜的老人，饮食无论在数量上还是种类上，都不能少于普通成年人。如果正餐吃的食物数量少，可以增加餐次，常换花样，可以是三餐三点，也可以是三餐两点。

有一些高龄老人明显过于消瘦，食物摄入能力也较差，调整食谱的效果不显著，那么借助一些特殊的医疗手段，对提高他们的生活品质更有意义。比如，对于肠道功能太差的老年人，可以口服或静脉注射营养补充剂，甚至给予管饲。总之，尽可能地保证他们的营养供给，使之维持适宜的体重。

对于体重明显过重的老年人，应该适当增加身体活动量和适当控制能量摄入，循序渐进地使体重回归到适宜范围。老年人切忌在短时间内使体重出现大幅变化。

体重也是监测身体健康状况的手段之一，如果没有主动减重，体重却在30天内降低5%以上，或者6个月内降低10%以上，就应该引起高度重视，甚至有必要到医院进行检查。

保证摄入充足的蛋白质

老年人在饮食上最重要的原则，就是要保证优质蛋白质食物的摄入，如吃足量的鱼、虾、蛋、瘦肉等动物性食物。有些人认为老年人应该少吃肉或不吃肉，这是错误的观念。老年人跟年轻人一样需要优质蛋白质，甚至需要更多的优质蛋白质，适量的优质蛋白质食物是平衡膳食的重要组成部分，对减缓或避免老年人肌肉衰减、保持身体健康有益。

还有些老年人担心吃太多的肉和蛋会导致高血压、高胆固醇等疾病，这又走向了另一个极端。肉类食物摄入不足，反而容易造成贫血、骨质疏松、低胆固醇血症等。适量吃一些肉类，并且多选瘦肉，避免太油腻、高热量的食物即可。具体可以这样做：

肉类多选择瘦的，比如鸡胸肉、鸡腿肉、火鸡肉、牛腱子肉、牛霖（牛膝盖的位置）、猪里脊、猪后腿肉、猪前腿肉、羊腿肉、兔肉等。尽可能不吃肥肉，比如五花肉、肥牛肉、肥羊肉、猪排骨、羊排骨、牛腩等。

在制作食物的时候，把看得见的脂肪，如肥肉、肉皮等剔除掉，这些肉含有较多的饱和脂肪与胆固醇，老年人应少吃或不吃。

相比于禽畜肉类而言，鱼虾中的蛋白质更容易被人体消化吸收，是老年人补充蛋白质的首选食物。牛奶中的乳清蛋白对促进肌肉合成、预防肌肉衰减很有益处，建议老年人多喝低脂奶及其制品，对于乳糖不耐受的老年人，可以考虑饮用低乳糖奶或者酸奶。

一般建议老年人平均每日摄入鱼虾及禽肉类食物50克～100克、畜肉（瘦）40克～50克；其他的蛋白质食物，蛋类25克～50克、大豆类30克～50克、奶类300毫升。保证优质蛋白质占膳食总蛋白质供应量50%以上。

有些老人因为咀嚼力下降而排斥吃肉，这个问题其实可以通过改善烹调手段来解决，比如，把肉搅成肉泥做馅，做成饺子、包子或丸子，还可以把肉剁成肉末炒菜。

另外，这些高蛋白质的食物不要集中在一餐食用，应该均匀地分配到一日三餐中，做到餐餐都有蛋白质，比如，早餐吃鸡蛋、喝牛奶，午餐来点肉类，晚餐吃鱼虾和大豆制品。如果不吃鱼虾，就应该适当增加肉类或蛋类；如果不吃鱼虾、肉类，就要增加大豆制品和坚果。总而言之，老年人的食谱中，一定要保证足够的优质蛋白质。

选择高钙食物，预防骨质疏松

老年人的食谱中还要多一些高钙的食物，钙摄入不足与骨质疏松的发生和发展有着密切的关系。我国老年人的钙摄入量不到推荐量的一半，因此应该特别注意摄入含钙高的食物，以下几类高钙食物特别有益于骨骼的健康。

第一类是奶类。奶类不但含钙量高，而且吸收率也高。不管是儿童、青年人，还是老年人，都要喝足量的奶。年轻人多喝奶可以预防或推迟骨质疏松的发生，老年人喝奶也是如此。奶类除了纯奶，还包括酸奶、奶酪、奶粉。通常，一包250毫升的牛奶中含有250毫克左右的钙。摄入奶类可以采用多种组合方式，比如，可以每天喝鲜牛奶150毫升～200毫升、酸奶150克，也可以是全脂奶粉25克～30克、酸奶150克，还可以是鲜牛奶120毫升～200毫升、奶酪20克～30克。这些钙相当于我们全天钙需要量的三分之一左右，日常生活中我们几乎很难通过其他食物摄入如此多优质的钙。

第二类是深绿色叶菜。蔬菜中含有大量的钾、镁等元素，可以帮助维持酸碱平衡，减少钙的流失，并且这类蔬菜本身含有较多的钙，比如小油菜、小白菜、菜心、莜麦菜都是常见的高钙蔬菜。老年人更应该多吃绿叶蔬菜。

第三类是大豆制品。豆腐、豆腐干、豆腐皮等大豆制品含钙量丰富，不喝奶的人尤其要加倍食用大豆制品，以摄入充足的钙。豆制品质地软嫩，容易咀嚼，非常适合老年人食用。吃肉和绿叶蔬菜不多的老年人，更要增加大豆制品的摄入量，最好做到每天至少两餐有大豆制品。

老年人除了保证每天一杯奶，吃豆制品和绿叶蔬菜外，还可以有意识地吃一些含盐量低的小鱼小虾、芝麻酱等。这些食物含钙量高，同时富含蛋白质，还有少量维生素D，也有利于骨骼健康。

如果不能保证从食物中摄取充足的钙，就有必要吃一些营养补充剂来满足身体对钙的需求。很多适合老年人的复合维生素补充剂中都含有钙。也可以单独补充钙剂。

如果户外活动时间较少，不接触阳光，会降低维生素D水平，进而降低钙的吸收率。建议老年人在阳光充足的情况下，每天晒20～30分钟太阳。在无法满足日晒的情况下可以每天口服400IU的维生素D制剂来作为补充。否则，体内缺少维生素D，即便钙摄入量再高，也很难收到良好的效果。最稳妥的办法是不管晒太阳的情况如何，老年人都应该补充400IU～600IU的维生素D制剂，以防缺乏维生素D。

总之，老年人要喝足够的奶，多吃蔬菜和大豆制品，经常运动，经常晒晒太阳，适当补充维生素D，这样的生活习惯有助于老年人骨骼健康。

老年人饮食要清淡

很多老年人将饮食清淡简单地理解为白粥稀饭、小咸菜、水煮菜，这其实是对清淡饮食的误解。清淡饮食不是营养素失衡的饮食。清淡饮食的根本目的是控制油脂的摄入量，减少盐、糖的摄入量。

不得不承认的是，粥也有其优势，比如，吃粥不必细嚼，正适合牙齿不太好的老年人。但粥毕竟以水为主，“干货”极少，在胃容量相同的情况下，同体积的粥在能量上与馒头、米饭还是相差甚远。尤其是只吃白粥，远远无法满足人体对多种营养素的需求。

老年人饮食要清淡，主要指的是少油、限盐。按照《中国居民膳食指南（2016）》推荐，平均每日烹调油食用量应控制在20克～25克，尽量使用多种植物油；减少腌制食品，每日食盐摄入量不超过5克，建议老年人选用低钠盐，以减少钠的摄入量；要吃新鲜食物，现做现吃，尽量不吃腌制食物、咸菜，不吃过凉或过热的食物；烹调时尽量保持食物的原味，不额外加糖，都可以实现饮食清淡。

老人多吃粥和面条，是为了便于他们咀嚼，而不是清淡饮食的需要。粥或者面条只能用来代替其他主食，不能因此替代或削减肉类和蔬菜的数量。

多样均衡的饮食并不违背清淡饮食的原则，相反在多样均衡的基础之上做到少油、少盐、少糖，才是更值得提倡的。老年人每天至少要摄入12种食物，保证食物种类齐全、数量充足，以达到营养平衡。

老年人用餐要定时定量、少食多餐

老年人随着年龄的增长消化功能也在逐渐减退，一次进食较多也不太实际，要保证老年人摄入足够的营养，最好增加餐次，少食多餐，一天吃5～6餐为宜。比如，可采用一日进行“三餐+两点”，或者“三餐+三点”的形式，通过增加餐次来增加整体食物的摄入量。这样既能减轻老年人胃肠消化的负担，又能让营养物质得到充分的利用。

对于正餐，每一餐都要有主食，有鱼、肉、蛋、奶、大豆制品，有蔬菜，三类食物缺一不可。老年人常因为家里人少，饮食就不重视营养搭配，或者三餐变两餐，这都是不健康的饮食方式。

加餐可以吃点儿零食。零食并不是孩子的专利，老年人也同样需要，目的是补充老年人容易缺乏的营养物质和能量。加餐推荐选用水果、酸奶、牛奶、坚果、蛋类等富含营养的食物，不要选方便面、饼干、点心、酥饼、麻花等高能量、低营养素的食物。加餐的时间可以选在上午、下午或者晚上，加餐的零食吃得好，营养补充得有效，会提高生活质量；吃得不恰当，就会增加身体负担，反而过犹不及。

最好能够将三餐的时间固定下来，不要某一餐不吃，另外两餐又吃得过多，或者某一天只吃一顿饭。另外，老年人的饮食还要定量，餐餐食物定量，利于维持消化系统的稳定。

老年人可适当服用营养补充剂

进食和消化能力的衰退，导致老年人仅从食物中获取充足的营养素变得越来越困难。在日常饮食之外，建议老年人额外服用一些营养补充剂，以及营养强化食品，以保证充足的营养供应，如强化维生素和矿物质的奶粉、强化钙的麦片等。

当然，营养补充剂也不能随意乱吃，最好在医生或营养师的指导下，根据老年人自身的饮食特点合理选择。

对于存在营养不良或营养风险的老年人，在临床营养师或医生指导下，可以选用合适的特殊医学用途配方食品（医用食品），每日1～2次，每次提供能量200千卡～300千卡、蛋白质10克～12克。

对于日常动物性食物摄入不太充足的老年人，除了有意识地多吃一些高蛋白质食物之外，还建议选用乳清蛋白补充剂进行合理补充。乳清蛋白是优质蛋白，不仅能为机体提供合成蛋白质的原料，还能刺激肌肉蛋白质的合成，促进脂肪燃烧，即具有增肌减脂的作用。

老年人需要力量锻炼

人的衰老固然不可避免，但可以采取一些科学方法令这一过程延缓，如肌肉和骨质的保持，对提高老年人生活质量的益处是显而易见的。避免肌肉力量和骨密度的过快流失，除了加强营养之外，力量锻炼也不可或缺。

对于没有运动习惯的老年人，首先要动起来，采取何种运动形式并不重要，只要动起来就有益健康。对于已经养成定时运动习惯的老年人，要使运动形式多样化，避免单调重复。

老年人不但要进行有氧运动，还要进行力量锻炼，力量锻炼对延缓肌肉萎缩、保持骨质有着积极的作用。仰卧起坐、俯卧撑、上下蹲起都是不错的运动方式，或者借助弹力带、拉力器械等辅助工具运动也不错。关节不好或者体重比较大的老年人应该避免登山、爬楼梯、骑自行车、爬坡等。另外，老年人也不适合做负重憋气、用力过猛、旋转晃动剧烈的运动。

一般建议老年人每天户外锻炼1～2次，每次1小时左右，以轻微出汗为宜，或者每天步行6000步。单次运动强度不要过大，运动时间不宜过长，也可以分多次运动。

运动项目可以根据自己的体能和健康状况选择，量力而行，循序渐进。在运动中要注意自身体力和生理变化，避免参与剧烈和危险的项目，防止运动疲劳和运动损伤，尤其要注意关节损伤。每个老人都可以根据自身状况，选择适当的时间、运动频率和运动强度。

总之，老年人要尽量多进行健身活动，同时增加交际，积极主动参与群体活动，比如结伴旅游，参加健身操、健身舞社团活动等，让自己的晚年生活既健康又丰富。

每个人都会慢慢老去，身体机能也随之下降，正常的饮食不能提供身体所需就会加重消耗身体原来的储存，日积月累，肌少症、骨质疏松、免疫力下降等都会逐渐出现，从而对生活质量和寿命长度造成很大的影响。所以，要想拥有高质量的老年生活，就得提高饮食营养的意识，保持合理体重，保证优质蛋白质和钙的摄入量，积极锻炼，对身体状况定期评估，并及时采取各种针对性措施，这样延年益寿才不会是一句空话。

关键词解析

●身体活动

身体活动是指由骨骼肌肉产生的需要消耗能量的任何身体动作。这里所说的身体活动并非是动动手指、扭扭脖子这样的运动，而是强调大肌肉群参与，能量消耗明显增加的活动。

●力量型运动

力量型运动又叫作抗阻运动、负重练习、阻力练习。利用哑铃、沙袋、弹力带和健身器械等进行的抗阻力的运动形式。它是增加肌肉力量和质量、延缓运动功能丢失、强壮骨骼和关节、增加柔韧性和平衡力、改善情绪更好地应对压力、预防慢性疾病的良方。

●老年人

老年人，在国际上指年龄在65岁以上的人，在我国指60岁以上的人。根据国家统计局2020年2月28日发布的《中华人民共和国2019年国民经济和社会发展统计公报》

显示，截至2019年年底，60岁及以上人口约2.5亿，占总人口的18.1%，其中65岁及以上人口约1.76亿，占总人口的12.6%。

●高龄老人

高龄老人指年龄在80岁以上的老年人。截至2017年年底，我国80岁及以上人口已达2600万，占总人口的1.8%。

关键营养信息

❶ 老年人应该保持适宜的体重，不胖也不瘦或者稍微偏胖一点儿，对健康最为有利。

❷ 老年人要有足够的食物摄入，少食多餐，一天吃5～6餐为宜。

❸ 老年人要保证优质蛋白质食物的摄入，吃足量的奶类、鱼虾、蛋、瘦肉等动物性食物。

❹ 老年人食谱中要多一些高钙的食物，如奶类、大豆制品和绿叶蔬菜。钙摄入不足与骨质疏松的发生和发展有着密切的关系。

❺清淡不是指白粥稀饭、咸菜、水煮菜等，而是指少油、少盐和少糖。

❻日常饮食之外，建议老年人额外服用一些营养补充剂或营养强化食品，以保证营养的充足供应。

❼老年人要经常运动、晒太阳，适当补充维生素 D，这些措施有助于保持骨骼健康。

FIVE

第

5

讲

女性靓丽健康法宝

清华大学国际传播研究中心于2017年以来开展了一项针对职场女性健康状况的调查。调研发现，无论是“80后”还是“90后”，都呈现出明显的亚健康状态，睡眠问题、肠胃不适、皮肤问题、肩颈腰椎问题、免疫力低下等，“办公室生活”对职场女性的健康影响尤为突出。

尽管女性有较强的健康管理意识，但由于缺乏科学系统的指导，结果很不理想。因此，她们对于专业、权威的健康知识有着迫切的需求。针对这种情况，我们梳理出职场女性最为关注的几个重要问题，希望能帮助她们在一定程度上缓解亚健康的状态。

各年龄段职场女性面临的健康问题 Top10（%）

	60后		70后		80后		90后	
NO.1	失眠/睡眠问题	55	失眠/睡眠问题	44	失眠/睡眠问题	47	失眠/睡眠问题	45
NO.2	免疫力下降	45	记忆力下降	32	肠胃不适	32	肠胃不适	37
NO.3	记忆力下降	41	颈椎/腰椎酸痛	29	皮肤问题	31	皮肤问题	36
NO.4	脱发	39	肠胃不适	27	颈椎/腰椎酸痛	29	月经不调	31
NO.5	颈椎/腰椎酸痛	39	免疫力下降	26	月经不调	28	便秘	29
NO.6	肠胃不适	37	脱发	25	便秘	28	痛经	28
NO.7	便秘	33	皮肤问题	23	免疫力下降	27	记忆力下降	27
NO.8	皮肤问题	27	便秘	22	记忆力下降	26	颈椎/腰椎酸痛	27
NO.9	骨骼和关节问题	25	月经不调	21	脱发	25	脱发	26
NO.10	视力衰退/眼疾	25	肩周炎	18	痛经	24	免疫力下降	24

注：摘自《2018中国城市职场女性健康绿皮书》

睡眠不好，
从饮食上找良方

睡眠问题是职场女性首要关注的健康问题。如果睡眠出了问题，会直接影响到人体健康。

日常饮食对睡眠有显著的影响。最典型的食物是咖啡和浓茶。咖啡和浓茶含有较多咖啡因，对敏感者来说会直接影响睡眠。建议容易失眠的人不要过多摄入咖啡、浓茶，以及含有咖啡因的巧克力、可乐、可可粉和提神饮料，尤其是午饭之后不要再喝咖啡、浓茶。在白天疲劳困倦时应该停下来休息一下，而不是大量地喝咖啡和浓茶等提神饮料。

酒精也会影响睡眠。酒精虽能让神经放松，但也会降低睡眠的质量，如减少深睡眠时间、增加夜醒的次数，这种低效率的睡眠会让人白天无精打采。建议睡前尽量避免大量饮酒，更不要为了帮助睡眠而喝很多酒。

饮食油腻、刺激会影响睡眠。油腻的食物不容易消化，会给胃肠带来负担，这种胃部不舒服的感觉会让人难以入睡；刺激性的食物可能引起身体兴奋，妨碍睡眠。建议晚餐菜肴以清淡为宜。

食物摄入的总量以及晚餐时间也会影响睡眠。比如，晚餐吃得太少就容易在临睡前饿得睡不着，吃得太晚、太多也会因食物未消化而影响睡眠。建议晚餐时间距离睡前至少3小时，食量以保证睡前不会明显饥饿为准。如果晚饭吃得早但睡得晚，推荐睡前1小时喝杯豆浆或牛奶，还可以吃少量水果。这些食品饱腹感都比较好，还容易消化，不会妨碍睡眠。

不恰当的减肥方式会引起失眠。有一些女性靠不吃主食或者过度节食的方法来管理体重，然而，这很容易导致失眠，不仅仅是因为饿，还可能因为营养不良而影响了大脑的正常功能。建议女性在减肥期间一旦发生失眠，要调整主食数量，运动量较少的女性减肥期间每天最少要摄入100克主食，如果运动的话，晚上夜宵可以喝一小碗小米粥，补充一点儿碳水化合物更有利睡眠。

改善睡眠，除了注意饮食，还可以每天增加一些运动。运动能减轻精神压力，改善血液循环，也能让大脑得到放松。很多人在运动之后，比如登山、游泳等，会感到肌肉疲劳，一躺下就会睡着。体力活动比较多的人通常很少失眠就是这个原因。

此外，作息尽量规律，减缓焦虑，提前半小时放下工作，然后洗个热水澡，听听轻柔的音乐，都有助于睡眠。创造良好的睡眠环境也非常重要。在卧室里不要放电视，不要开夜灯，有时候就连手机充电器上的蓝色光点也会影响睡眠。在调整饮食的基础上，养成良好的睡眠习惯，放松心情，减轻压力，实现一觉睡到天亮不是梦想！

皮肤好不长痘的“三大法宝”

有人一喝牛奶就长痘痘，有人一吃辣就痤疮加重，慢慢地很多人总结出一些规律，那就是食物会影响我们皮肤的健康状况。事实也的确如此。皮肤是一个人营养状况的晴雨表，食物对于皮肤的影响十分明显。靠一两种食物改善不了一个人的皮肤状况。保养皮肤最有效的方法是平衡饮食、注意防晒、坚持补水，这是皮肤好、不长痘的“三大法宝”。

▶ 平衡饮食消灭痘痘

饮食不当会造成很多皮肤问题，合理的饮食方式会让皮肤问题得到很大改善。皮肤经常长痘痘的人，可以从以下几个方面调整饮食。

第一，戒掉所有甜食。很多临床试验都发现，低血糖生成指数的饮食可以明显地改善痤疮问题。糖果、夹心饼干、蛋糕、甜饮料等甜食血糖生成指数都很高，改善长痘应该从少吃这些食物做起。

第二，避免或减少摄入高血糖生成指数的碳水化合物。白米饭、白馒头、白面包、白面条、白粥等精制谷物血糖生成指数都很高，应该用粗杂粮代替这些精制谷物，如燕麦、黑米、红小豆、绿豆、糙米、全麦面粉、玉米、小米、荞麦、藜麦、青稞等，建议粗杂粮占到主食的一半。

第三，要避免食用含大量饱和脂肪、反式脂肪的食物，比如起酥面包、酥饼、奶油饼干、薯条、薯片、油炸食品、奶油蛋糕等。

第四，对辛辣食物、酒类要有节制，要注意控制钠的摄入量，它们都有升高炎症反应的作用，对痘痘的生长有促进作用。

第五，注意避免摄入过敏食物。要弄清自己是否对有些食物过敏，并避免食用。如果不确定对哪种食物过敏，可以进行过敏原测试。一旦发现有过敏食物，请暂停食用。

第六，不要乱吃补品。很多人吃了蜂王浆、蜂胶、阿胶、固元膏之类的补品之后，不仅没有起到美容效果，反而长出很多痘痘。不要滥用滋补品或保健品，如果需要补充药用雌激素，最好先咨询医生。

如果做到了以上几点痘痘问题依旧存在，可寻求皮肤科医生的帮助。

▶ 美白的关键是做好防晒工作

皮肤白皙，一方面靠“天生”，另一方面靠“后天保养”。后天保养中，做好防晒工作很重要。

阳光中的紫外线不但会令肤色变黑，还会造成皮肤老化。因此，适当防晒是很有必要的，物理防晒以及涂抹防晒霜，可以防止紫外线给皮肤带来的损伤。其实防晒不单有助于美白和减少光老化，对于预防皮肤癌、白内障等也有帮助。

关于防晒，世界卫生组织曾有过比较详细的建议，比如，减少一些户外活动，注意外出时间，不要在日光照射非常强烈的时间外出，如果必须外出，一定要做好防晒，可以利用遮阳伞、防晒服、遮阳帽、太阳镜等进行物理防晒，也可以涂抹防晒霜。擦防晒霜至少要选择防晒系数为SPF15，防御强度PA++以上的防晒产品并足量使用，SPF值越大，防晒效果越好。持续日晒超过2小时或者出汗、游泳之后，要补涂防晒霜。

在营养上，补充维生素C、控制血糖、预防B族维生素缺乏、摄入足量的氨基酸都有助于美白。这些营养素其实也不必单独补充，水果、蔬菜中就富含维生素C，吃杂粮就能获得B族维生素，至于氨基酸，我们日常食用的鱼、肉、蛋、奶里不但含量丰富而且更优质。现在有很多女性购买胶原蛋白产品，用来改善皮肤和头发质量。其实大多数口服胶原蛋白产品是不完全蛋白，其营养价值很低，与其花冤枉钱购买这些名不副实的美容产品，还不如均衡膳食，让自己美得更健康。

▶ 坚持补水皮肤才能水嫩光滑

补水一直是女性护肤永恒的话题。我们的皮肤离不开水，外在气候的干燥、在太阳下暴晒、不恰当的清洗等都会造成皮肤表面缺水，从而影响皮肤的质地。从保养皮肤的角度来说，补水应该内外兼顾，双管齐下才行。

外在的补水会让皮肤保持湿润不干燥。女性化妆的时候，要用一些化妆水、保湿乳液、精华液、面霜等，这些护肤品都是为了给皮肤补水，让肌肤保湿。还可以定期敷面膜，让水分更好地被皮肤表面吸收，做完面膜之后，你会发现皮肤的水嫩度有很大改善。

很多女孩子会购买保湿喷雾，随身放在包里，随时随地给皮肤补水，尤其是在干燥、炎热的季节，直接往皮肤上喷洒水分保湿效果很好。

工作时，还可以在办公桌上放一个迷你加湿器，对于面部补水也非常有用。

补水更要由内而外。内在的补水就要靠多喝水了，尤其是在运动后或天气炎热时，应该主动、定时喝水，不要等口渴再喝水。白开水、瓶装水、淡茶水、咖啡等都是很好的补水选择，凉喝或热饮均可，但不要用甜饮料、奶茶、酒类等进行补水。

需要注意的是，有一些食物容易让皮肤失去水分，最典型的就是高盐食品，因此不要吃太咸的食物。

在日常护理皮肤时，不要过度清洁皮肤，洗脸的时候尽量用温水，并使用温和成分的洗面奶和化妆品，有利于保护皮肤。

洗澡的时候不要用力搓洗皮肤。在皮肤的表面有一层皮脂，皮脂在皮肤表面与汗液混合形成乳化皮脂膜，可以滋润保护皮肤。过度或过于频繁地搓澡不但会破坏皮质层，还会损伤皮肤表层，长此以往会降低皮肤质量，损伤皮肤。

加强运动锻炼，可以加速血液循环，也有利于皮肤水嫩。我经常会和身边的朋友说，运动之后都不用抹腮红了。

如果存在较严重的皮肤问题，可以考虑去咨询专业的医美人员，采用医美手段进行皮肤的护理，也是比较值得推荐的。

总之，日常皮肤的护理，要注意平衡饮食、坚持补水、注意防晒，多管齐下，才可以改善皮肤状态，让皮肤保持白皙水嫩，不长痘痘。

选对营养素，
吃出秋水明眸

眼睛是心灵的窗口，每位女性都希望自己拥有一双秋水明眸！然而，现在各种眼病的发病率正在年轻化，很多女性在三十多时就“人老珠黄”，更别说什么秋水明眸了。

视网膜黄斑病变是老年人失明的主要原因之一。随着年龄的增长，人们发生黄斑变性的概率也会随之增加，要想延缓眼睛衰老、预防黄斑病变，除了注意用眼卫生、经常参加户外活动外，还要想办法通过补充营养素，以延缓视网膜黄斑衰老。我们的日常饮食中，有很多食物都含有对眼睛有益的营养素。比如，食物中的叶黄素、玉米黄素、维生素A、胡萝卜素、花青素、B族维生素、维生素C、维生素E等，都可以延缓眼球功能的衰老，预防各种老年性眼病的发生。这些“护眼必需品”都存在于天然有色食物当中，我们一起看看它们都在哪些食物里。

第一类是橙黄色食物。橙黄色的食物中含有大量类胡萝卜素，能在体内转化成维生素A。维生素A缺乏可能导致暗适应能力下降，还会导致角膜干燥，严重时就是“干眼症”，这时如不及时补充维生素A，甚至会导致角膜软化、溃疡，乃至不可逆失明。蛋黄、胡萝卜、南瓜、红心甘薯、杧果、木瓜、橘子等橙黄色蔬果，都可以用来补充维生素A。同时，像黄玉米、小米等黄色粮食也富含叶黄素、玉米黄素、胡萝卜素、维生素C，都对眼睛有益，并且通过食补获取的维生素A，不必担心食用过量而导致中毒的问题。

第二类是紫红色食物。紫色的食物中含有丰富的花青素，眼睛高强度工作时需要充分的血液供应，花青素能够增加眼底血流的微循环，加速眼部代谢，加强营养物质交换，增强对眼部毛细血管的保护作用，缩短黄斑功能恢复的时间。这类植物化学物还有很强大的抗氧化能力，和维生素E、维生素C等一起构成体内的抗氧化体系，有助预防眼睛中高度不饱和脂肪发生氧化。

紫米、黑米、红米、红小豆、黑豆等紫红色的粗杂粮豆类，不仅富含花青素，还含有维生素E，以及眼睛抗疲劳所需的B族维生素。紫甘蓝、红苋菜、紫菜苔、蓝莓、黑加仑、覆盆子、樱桃、桑葚、草莓等红紫蓝色果蔬，也含有花青素和维生素C，对眼睛很有益。

第三类是绿色食物。菠菜、油菜、小白菜等各种深绿色叶菜，它们含有大量叶黄素、胡萝卜素和维生素C。特别值得一提的是，菠菜是富含叶黄素的天然食物之一，叶黄素有利于提高眼睛的视觉清晰度。同时，菠菜中含大量的硝酸盐，它被人体吸收后最终转化为可帮助扩张血管的一氧化氮，达到改善血液循环的目的。

此外，眼睛高效工作时代谢快，消耗B族维生素较多，泪液中就含有多种B族维生素。特别是缺乏维生素B_2时容易出现满眼血丝和眼睛怕光的情况，这是滴几滴眼药水所不能解决的。建议补充复合B族维生素，用餐同时吃一片，对改善眼睛的疲劳感有一定作用。

常吃这些黄、橙、红、紫、绿等有颜色的食物，可以补充维生素A、B族维生素、维生素C、花青素等，可以为眼睛抗衰老提供很好的保障。

吃对食物，帮你解压和缓解疲劳

很多女士喜欢通过暴饮暴食来对抗压力，这种做法是不可取的。在压力大的时候，更应该在饮食上合理搭配，这样不仅能满足日常营养所需，还会愉悦心情，缓解疲劳。

首先，规律饮食对缓解压力是非常重要的。当有压力的时候，不能有上顿没下顿，饥一顿饱一顿，更不能靠点外卖凑合。饮食越是没有规律，身体越是容易陷入疲劳状态，从而让压力更无法得到有效缓解。

其次，饮食中绝对不能缺乏蛋白质食物。当身体感受到外界压力时会产生应激反应，这时基础代谢率会上升，消耗随之增加，增加鱼、肉、蛋、奶的摄入，能够提供充足的能量和营养素，对缓解压力会有所帮助。

很多人容易疲劳犯困，这和餐前餐后血糖水平有关。餐前低血糖导致注意力难以集中，头昏困倦，餐后高血糖又导致午餐后昏昏欲睡，思维能力降低。解决午餐前低血糖的对策是吃好早餐，早餐要丰盛，不能随便应付，10点可以适当加餐，比如喝一杯酸奶或吃点水果、坚果等。预防午餐后高血糖的方法是增加粗杂粮和蔬菜的摄入比例，用餐时先吃蔬菜和肉类，后吃主食，餐后适当散步。另外，吃好晚餐，避免熬夜，睡好觉，也是避免白天困倦的一种重要方式。

还有一部分人虽然明知压力过大，疲劳困倦，但又很难满足饮食需要，这样的情况可以考虑在专业人员的指导下，适当使用营养补充剂，来弥补长期维生素和矿物质缺乏的不足。

饮食之外的其他生活调整也会有很多帮助，比如听音乐、打太极、练瑜伽和冥想，适当增加运动能够很好地帮助我们缓解精神压力和疲劳。

对于女性健康，无论是美白嫩肤，还是改善睡眠、保护视力、缓解压力，抵抗疲劳，饮食都发挥着重要的作用。其实，饮食在健康方面的作用超乎你的想象。但关键是先得从思想上重视起来，从技能上专业起来，从行动上落实下去，健康平衡的饮食自然会带给你健康的体魄、阳光般的生活。

关键词解析

● SPF值

SPF值是日光防护系数（sun protection factors）的英文缩写，它是防晒化妆品保护皮肤，避免日晒红斑的一种性能指标。SPF值后面的系数指紫外线对皮肤的照射不致伤害的一个时间范围，比如，SPF30表示有效防晒的时间为300分钟（SPF30＝30×10＝300分钟）；SPF50表示有效防晒的时间为500分钟（SPF50＝50×10＝500分钟）。SPF指数越大，对皮肤给予的保护能力就越强。但是SPF值只是一个参考数字，实际上还必须依照个人的肤质、日晒反应、皮肤色泽、活动状况及流汗状况来考量。

●PA

PA是Protection of UVA-1的缩写，它的程度以+，++，+++三种强度来表示，PA+表示有效，PA++表示相当有效，PA+++表示非常有效。“+”越多，抵挡UVA-1的效果就越好。

●视网膜黄斑病变

黄斑位于视网膜上视觉最敏锐、最精细的区域，一旦发生病变，往往会出现视物扭曲、视力减退等视功能损害的症状。老年性黄斑变性是黄斑区退化性疾病，很难治愈，因此日常生活中应该爱护眼睛，避免过度用眼。

关键营养信息

❶ 咖啡和浓茶含有较多咖啡因，对敏感者来说会直接影响睡眠。

❷ 保养皮肤最有效的方法是平衡饮食、注意防晒、坚持补水，这是皮肤好不长痘的“三大法宝”。

❸ 要想延缓眼睛衰老、预防黄斑病变，除了注意用眼卫生、经常参加户外活动外，还要想办法通过补充营养素，以延缓视网膜黄斑衰老。

❹ 常吃黄、橙、红、紫、绿等有颜色的食物，可以补充维生素 A、B 族维生素、维生素 C、花青素等，可以为眼睛抗衰老提供很好的保障。

❺ 压力大的时候，更应该在饮食上合理搭配，这样不仅能满足日常营养所需，还会愉悦心情，缓解疲劳。

SIX

第

6

讲

素食者饮食要扬长避短

目前，我国素食人群的数量约5000万，中国营养学会发布的《中国居民膳食指南（2016）》也专辟一章指导素食者的饮食。美国农业部《美国居民膳食指南（2015）》把“素食”作为健康饮食模式之一，与“地中海膳食模式”“健康的美国膳食模式”等并列推荐。要真说起来，素食也算健康饮食模式的一种，在全球范围内日渐流行，只不过对于大多数人来说，应对素食有一个全面的了解，不能盲目吃素。

素食是一种饮食文化，但素食更是一种特殊的饮食模式，素食人群需要认真对待自己的膳食模式，并在专业营养师的指导下设计膳食，做到营养摄入均衡，避免营养不良的风险。

素食，风险与优势并存

“素食”与“非素食”模式并不是天生带有健康或不健康属性，它们可以是健康的，也可以是不健康的，关键是你到底如何吃素或不吃素。如果说目前“非素食”带来肥胖、心脑血管疾病和糖尿病高风险的话，那么“素食”带来营养不良、贫血或其他健康问题的风险也很高，并不能随意得出“素食”与“非素食”哪一个更健康的结论。

支持素食的人过分强调吃素的优势，但实际情况是，吃素也未必能把身体吃健康。如果过多食用高热量食物，即便只吃素，照样会面临体重超标的风险。比如，油条、饼干、薯片、可乐都是素食，但它们对健康有害无益。还有很多老年人盲目地认为喝白米粥、吃咸菜的饮食结构既清淡还是素食，对健康肯定有利。殊不知，这样做会出现营养不良，血糖也难以控制的后果。

相反，那些反对吃素的人强调素食容易造成营养不平衡，发生营养不良、贫血等症状。但是反观不吃素的人，贫血的也不在少数。显然，这并不是反对吃素的理由。

实际上在我看来，吃素或者不吃素并不重要，重要的是搭配。食物种类多种多样，只要搭配合理，完全可以有多种方式来满足人体的营养需要。相反，离开合理搭配，吃素或不吃素都会给身体带来健康隐患。

有些素食者本来是为了健康才改吃素食的，只会简单粗暴地拒绝肉食，不讲方法地吃素，结果却吃出了健康问题。

因此，我最想强调的是，无论是素食者还是非素食者，都应该注意搭配，只有合理搭配才能营养摄入合理。

素食者需要更认真搭配膳食

按道理说，吃的食物种类越多、越杂，越容易达到营养全面，鱼、肉、蛋、奶一应俱全的平衡饮食是最推荐的饮食模式，也最容易达到饮食的平衡。素食者不吃肉类、家禽和海鲜，还有一些素食者甚至连蛋也不吃，奶也不喝，如果膳食结构再不侧重地去弥补，将会增加蛋白质、维生素B_{12}、ω-3脂肪酸、铁、锌等营养素缺乏的风险。因此，素食者比非素食者更需要合理搭配饮食，并且需要专业人士进行指导，才能保证营养平衡充足。素食者应该认真设计自己的膳食，合理利用食物，以确保满足营养需要和促进健康。

根据中国营养学会《中国居民膳食指南（2016）》的推荐，素食者食谱里一定要有以下八类重点食物。

▶ 全谷物餐餐不能少

谷类食物是素食者膳食能量的主要来源。谷类可以提供碳水化合物、B族维生素、矿物质和膳食纤维等，保留了天然谷物的全部成分，营养素含量更为丰富，因此适量增加全谷食物的摄入，对素食者来说是十分必要的。

全谷类食物包括燕麦、小米、玉米、高粱米、黑米、全麦面粉等，可以用来代替白米饭、白馒头、白面条等精制谷物。建议全素的人群，每天摄入谷类250克～400克，其中全谷应该占每日谷类食物的1/2，为120克～200克。建议蛋奶素食者（食用蛋类和奶制品的素食人群）每天摄入谷类225克～350克，全谷物至少要占2/5，为100克～150克。当然，如果全谷物能占更大比例更好，只有如此，把主食大半换成全谷物，才能为素食者提供足够的B族维生素。

全谷物食品因加工精度低、口感较差，不容易被接受，不太适合集中在一起食用。可以将全谷物分散在日常三餐中，并和其他食物一起搭配食用，从而改善其粗糙的口感。比如，糙米加上大米煮粥，燕麦米加上小米蒸饭等。

▶ 吃够足量大豆

大豆及其制品对于素食者不可或缺，是素食者优质蛋白的主要来源，应该确保达到推荐食用量。

普通大豆制品包括豆腐、豆浆、豆腐干、豆腐皮、腐竹等，它们富含优质蛋白，可以替代肉类蛋白质。全素者每天要吃相当于50克～80克黄豆的大豆制品；蛋奶素食者每天要吃25克～60克黄豆的大豆制品。50克黄豆相当于北豆腐（较硬）145克、南豆腐（较嫩）280克、内酯豆腐350克、豆浆730毫升、豆腐干110克、腐竹40克等。

这些数值你可能无法精确地记住，你也可以这样去安排，每天至少有两餐要吃大豆制品，最好是三餐都有豆制品，这样才能吃够量。例如，早上一杯豆浆，中午有腐竹，晚餐有炖豆腐或炒豆干，家里也可以经常有泡发的或者事先蒸煮好的大豆，蒸米饭或者炒菜的时候随便放上一把，不但增加风味，还能轻松提高豆制品的摄入量。有不少地方把炒黄豆作为零食，这也是素食者摄入豆制品的选择之一。还可以把大豆研磨成豆粉，在制作面食的时候和玉米面、白面等混合制作，既改善风味，又有利于发挥蛋白质的互补作用。

▶ 大豆发酵制品不能缺

大豆发酵制品是以大豆为主要原料，经微生物发酵而成的豆制品，也是素食者必须吃的。常见的大豆发酵制品包括腐乳、豆豉、酸豆浆、豆瓣酱、黄豆酱和酱油等。发酵制作过程中，由于微生物生长繁殖，可以合成维生素B_{12}，它们是唯一能提供维生素B_{12}的植物性食物，全素者每天不可缺，建议全素者平均每天摄入5克～10克，蛋奶素食者可以少吃一点儿。

一般情况下，微生物生长繁殖得越多，发酵豆制品固有风味就越好，维生素B_{12}合成得就越多。

需要注意的是，大多数的大豆发酵制品会比较咸，因此在食用时要适当减少烹调用盐的摄入。

▶ 杂豆

杂豆，是不同于大豆的另外一种豆类食物，包括绿豆、红小豆、扁豆、鹰嘴豆、芸豆、腰豆等，它们既能像全谷物食物一样提供铁、锌和维生素，也能像大豆制品一样提供较多的蛋白质。整体来说，杂豆类也是营养价值比较高的一类食物，可以把杂豆当成全谷类来看待，建议素食者每天食用。杂豆加上全谷物占全天主食的一半左右即可。

可以在每天蒸米饭，或者做其他主食的时候加入一些杂豆，也可以在煮粥的时候加入一些杂豆。大多数杂豆在制作的时候需要提前浸泡，如果嫌麻烦可以事先将杂豆煮熟，分装之后冷冻在冰箱里，做饭或者煮粥的时候随大米、小米同煮。也可以用杂豆做馅儿，做成豆沙包、豆沙卷等。

▶ 坚果

坚果对素食者也很重要，它不仅可以作为素食人群膳食蛋白质的补充来源，还可以作为多不饱和脂肪酸、维生素以及矿物质的良好补充来源。

常见的坚果包括核桃、葵花子、南瓜子、开心果、扁桃仁（一般指巴旦木）、杏仁等，这些食物富含蛋白质、多不饱和脂肪酸、钙、铁、锌和维生素。坚果的营养价值很高，非常适合素食人群食用。

素食者应比普通人群多摄入一些坚果，建议全素者每天食用20克～30克坚果，这个重量指的是可食部分的重量，以瓜子为例，就是瓜子仁得吃20多克，要是带壳的瓜子应更多些，蛋奶素食者可以稍微少吃一点儿，每天吃15克～25克坚果就可以了。而普通人坚果的建议摄入量，要比素食者少很多，每天10克左右。

如果你是一个素食者，平时喜欢用坚果当零食的话，那这是一个非常好的习惯。素食者还可以在各种菜肴，以及粥、汤羹中加入一些坚果，都是非常好的习惯。

当然，坚果虽好，但也别吃得太多，坚果的油脂含量比较高，适量食用，才有益健康。

▶ 菌菇海藻类食物

在众多的食物中，有一类食物对素食者有着特殊的意义，那就是食用菌和海藻类的食物，素食者应该尽量多食用。

菌菇类食物含有丰富的营养成分和有益于人体健康的植物化合物，这些成分大大提升了菌菇的食用价值，如含有优质蛋白质，可以为素食者提供较好的蛋白质。此外，菌菇中还含有膳食纤维、维生素、矿物质以及菌类多糖等，菌菇中丰富的维生素与矿物质，可以作为素食人群维生素，尤其是维生素B_{12}和矿物质（铁、锌）的重要来源。

海藻类食物含有较多的ω－3多不饱和脂肪酸（EPA和DHA），可作为素食人群ω－3多不饱和脂肪酸的来源之一。海藻类食物富集微量元素的能力极强，因而含有十分丰富的矿物质，能为素食者提供铁、锌、钙等。

常见的菌藻类食物包括香菇、木耳、鲜蘑菇、平菇、金针菇、茶树菇、紫菜、海带和裙带菜等。

建议素食者每天至少吃一次菌藻类食物，可以把海藻类与食用菌合并计算，全素食者每天最好摄入5克～10克的菌藻类食物，蛋奶素食者可以适当少食用一些。

▶ 亚麻籽油、紫苏籽油

素食者容易缺乏ω－3多不饱和脂肪酸，可以在用油上下些功夫。素食者应该摄入各种植物油，以便满足必需脂肪酸的需要。素食者尤其要多摄入亚麻籽油和紫苏籽油，这两种油富含

α-亚麻酸，是素食者ω-3多不饱和脂肪酸的主要来源。非素食者能通过吃鱼来获得ω-3多不饱和脂肪酸，但是素食者不行，只能靠这类食用油来获取。

这两种油不适合高温油炸和爆炒，适合温度比较低的凉拌、调馅、煮汤、蒸等烹调方式。当然，这两种油虽好，但也不是无限制摄入，也要控制每天油脂的摄入总量，油脂的摄入总量和普通人一样，也是20克～30克。

上面介绍的全谷物、大豆制品、大豆发酵制品、杂豆、菌藻类食物、坚果、亚麻籽油、紫苏籽油等食物，对于素食者来说尤为重要。如果素食者食谱中缺乏上述食物或者吃不够量，就很可能会发生营养不良，要格外注意才行。

素食者要进行营养素补充

素食人群容易缺乏一些营养素，如ω-3多不饱和脂肪酸、维生素B_{12}、维生素D、钙、铁、锌等。对于素食者来说，如果膳食不能满足某些营养素的摄入量，或者体检发现缺乏某些营养素，推荐服用营养素补充剂，或者多吃一些营养强化的食物，这是一个简单而有效的选择。

比如，纯素食者可适量补充蛋白质粉或强化蛋白质的食品，适当服用复合营养素。同时，由于素食者无法摄入DHA和EPA，需要补充一些亚麻酸，或直接服用DHA制剂。这对素食的准妈妈和哺乳女性尤其重要。

总而言之，素食者要通过上述重点食物的合理搭配，以及适当的营养补充，来发挥素食的长处。只有在各营养素充足且相互平衡的条件下，才能体现出素食有利于健康的各种优势。

吃素的注意事项

吃素绝对是一个技术活，只有了解了食物的营养特性，才能让食物扬长避短，来保证摄入合理的营养。否则很容易被一些似是而非的饮食误区所迷惑，被不合理的搭配影响了身体健康。

▶ 尽量避免仿荤食物

一些纯素食品根本不能称为健康的素食，只是一些商家拿素食当噱头。素食最好自己制作，如果在外就餐，要注意避开仿荤素食。不推荐素食店里的仿荤菜肴，它们大多高油、高盐、高添加，已经没有植物性食物原有的健康效应了，营养品质还不如“真荤”食物，对于那些为了健康才吃素食的人来说，就有些得不偿失了。

▶ 远离精细加工的点心

许多人虽然不吃油腻的仿荤菜肴，但是尤其偏爱精细加工的点心，甚至毫无节制地吃。点心的主要成分是精米精面，并且添加了大量的油、盐、糖，许多廉价的点心，用的都是劣质的人造奶油，反式脂肪酸含量不低。这些食物虽然也是“素”的，但根本不是健康的食物，会增加肥胖、高血脂、2型糖尿病等慢性疾病的风险，不但素食者要尽量少吃，普通人也应该减少摄入量。

▶ 特殊人群建议不要选择吃素

选择素食饮食模式是每个人的自由，但对于婴幼儿、青少年、孕妇不主张选择全素膳食。

婴幼儿和儿童处于生长发育期，需要充足的营养素保障其生长发育。孕妇对营养素的需求量较大，素食极易造成营养素供给不足。尤其是一些人体所必需的营养素，如维生素B_{12}和维生素D，还有一些微量元素，比如，铁几乎只存在于动物来源的食品中。因此，对于婴幼儿和孕妇这些对营养素需求非常必要的人群，以及有贫血、缺锌症状的人，纯素食后发生营养素缺乏的可能性就会非常大。

对于已经选择全素膳食的孩子、孕妇，需要定期进行营养状况的监测，以便尽早发现其潜在的营养问题，从而及时调整饮食结构，避免造成不可挽回的损失。

有胃肠道疾病的人，或身体虚弱的老人，对营养素的吸收能力本就较差，如果实行纯素膳食的话，同样可能造成营养素的缺乏，所以这些特殊人群不建议纯素食。如果是因为特殊原因必须纯素食的话，最好在专业医师或者营养师的饮食指导下合理膳食。

健康饮食的关键在于多素少荤

饮食是否健康不在于素食还是非素食，健康饮食的关键在于合理搭配。我们既要考虑降低营养缺乏带来的贫血、低免疫力、低体能等健康风险，又要尽可能降低能量过剩或营养素过量带来的肥胖、心脑血管疾病及糖尿病等健康风险。

从健康的角度出发，膳食偏素一些，多吃点儿粗杂粮、蔬菜、水果、豆类、坚果，适量摄入蛋、奶，少吃肉类是比较可取的。虽说肉类是一类营养价值非常高的食物，但摄入过多带来的第一大问题是造成饱和脂肪和胆固醇摄入过多，能量过剩，引发心脑血管疾病；第二大问题是吃太多加工肉类，带来患癌症的高风险。所以素多荤少才是更合理的搭配。

如果你是一个无肉不欢的人，可以逐渐减少肉类的摄入，比如，先从放弃红烧肉之类的肥腻菜肴开始，并在每顿饭中逐渐增加一道少油少盐的绿叶菜，让自己的口味慢慢变得清淡。也可以尝试将餐桌上的部分肉类改为豆制品，每餐多做几道蔬菜，这种循序渐进式的改变不会让人难以接受或产生抵触心理，对身体来讲也能够更好地适应饮食的变化。

至于具体时间的长短，要根据自己的口味、接受能力等的不同，有针对性地进行安排和调整。总而言之，这种转变需要一个过程。

从环境保护的角度来说，多素少荤，是一条可持续发展的道路。世界上的耕地、资源、产出都是有限的，动物性食物要比植物来源的食物消耗更多的能源，在权威杂志上有个研究做过测算，到2050年，地球总人数可能会达到100亿，要想为地球减负，人们的膳食结构就得做出巨大的改变，水果、蔬菜、豆类和坚果的食用量得增加一倍以上，而糖和各种肉类的食用量得降低一半以上，不然随着资源的枯竭、环境的恶化，必然会加速物种的灭绝。因此现在提倡多吃素、少吃荤，也是在保护环境，维护世界和平。

我个人比较推崇的饮食模式是荤素搭配，素多荤少，营养全面且不会过量。从营养均衡、预防多种疾病的角度来说，素多荤少的生活也是有益健康的，尤其对于那些饮食结构不合理，并且血脂、血压、尿酸已经过高的人士，将饮食稍微调整得偏素一点儿或者改为蛋奶素食，对身体健康也是很有益的。

总之，人们吃素食的原因有很多，是否选择素食取决于个人，但是无论选择何种饮食方式，都应该进行充分的了解和准备，扬长避短，保证营养摄入均衡。素食者和非素食者都应该掌握科学的营养知识，避免饮食过于随意，避免盲目地追赶潮流，唯有如此才能真正地做到饮食健康。

关键词解析

●素食

素食是一种不摄入动物性肉类的膳食模式。根据不同的膳食组成，素食又可以分为纯素食、蛋素食、奶素食、半素食等。

●纯素食

纯素食主义者不食用任何肉类，也不食用动物性分泌或生产的奶制品、蛋，甚至蜂蜜都排除在外。也就是说，只靠植物性食品维持生命。除了食物之外，纯素食者也不使用动物制成的商品，如皮衣、皮鞋、皮带、皮包等皮制品和含动物体成分的化妆品。

●蛋奶素食

蛋奶素食这类素食主义者不吃肉，但是会食用奶类和蛋类产品，如牛奶、奶酪、奶油以及各种蛋类。

● 仿荤食物

仿荤食物指把素食原料加工成和荤菜一样的形状，其颜色、口感甚至口味也与荤菜极为相似，可以达到以假乱真的程度。仿荤食物确实是素的，与肉类没有丝毫的联系，因此也备受素食者的欢迎。

关键营养信息

❶ 素食是一种特殊的饮食模式，素食人群需要认真对待自己的膳食模式，并在专业营养师的指导下设计膳食，做到营养摄入均衡，避免营养不良的风险。

❷ 吃素或者不吃素并不重要，重要的是搭配，离开合理搭配，吃素或不吃素都会给身体带来健康隐患。

❸ 大豆及其制品对于素食者不可或缺，是素食者优质蛋白质的主要来源，应该确保达到推荐食用量。

❹ 素食者容易缺乏 ω-3 多不饱和脂肪酸，烹调油应该包括亚麻籽油、紫苏籽油、核桃油、大豆油等含亚麻酸较多的植物油。

❺ 对于素食者来说，如果膳食不能满足某些营养素需要，或者体检发现缺乏某些营养素，推荐服用营养素补充剂，这是一个简单而有效的选择。

❻ 选择素食饮食模式是每个人的自由，但不建议婴幼儿、青少年、孕妇选择全素膳食。

❼ 我个人比较推崇的饮食模式是荤素搭配，素多荤少，营养全面且不会过量。

SEVEN

第

7

讲

增重与减肥，都得按标准来

体重不仅仅是一个数字，也不仅仅代表一个人的外观形象，它更是影响我们身体健康的重要因素。肥胖会增加患高血脂、高血压、心脑血管疾病、2型糖尿病等慢性疾病的风险，而消瘦往往对应着免疫力低下、体弱多病等问题。健康的体魄一定需要一个适宜的体重，过胖和过瘦都是不可取的。

国际食品信息委员会基金会为了解消费者对营养和健康的态度，进行了健康调查。调查结果显示，57%的人自认为健康状况好或非常好，但是被调查人群有55%的人超重或肥胖。调查数据说明了两个问题：第一是现在过半的人体重不适，第二是人们对健康状况的自评结果过于主观。

在现实生活中，这样的例子比比皆是。我认识一个女孩子，对理想体形的追求是，只有更瘦，没有最瘦！166厘米的个子，70多斤，注意是70斤，可不是70公斤，她一直认为自己小腹有赘肉，所以一直在不停地减肥。我还认识一位男士，身高175厘米，120公斤，我曾劝他管理体重，他尝试着减重，瘦了20公斤，就再也不减肥了，原因是他和他妈妈都觉得不能再瘦了，再瘦身材就不理想了。所以，对于体重管理，首先要端正评价标准，不要把“我认为”“我觉得”作为标准，也不要把“看起来”作为标准。

众所周知，普通人的体重主要是由饮食习惯决定的。这一讲我们了解一下衡量体重的专业标准，在此基础上再教大家一些用饮食来管理体重的关键要点。

减肥还是增重，是有标准的

▶ 身体质量指数（BMI）

定义一个人的胖瘦有一个专业的判断方法，也是全世界通用的方法，它就是身体质量指数（BMI）。计算方法是用体重除以身高的平方：

计算公式：BMI=体重（千克）÷ 身高^2（m）

例如：一个52千克的人，身高是155cm，则BMI为52（千克）/1.55/1.55= 21.6。

我们可以用BMI来判断胖瘦，这里你要记住三个数字：18.5、23.9、28。BMI数值在18.5~23.9即为体重正常；BMI小于18.5，就属于体重偏轻，可能营养不良；BMI超过23.9是超重；BMI超过28就是肥胖。BMI指数在20左右最佳，太胖或太瘦都不太好。

▶ 腰围测量

单纯的BMI还不能完美地衡量一个人的胖瘦，还要加上一个参数，那就是腰围。

腰围反映的是人体腹部脂肪，特别是内脏脂肪的多少。一定量的内脏脂肪是人体所必需的，它围绕着人的脏器，对人的内脏起着支撑、稳定和保护的作用。但内脏脂肪过多是身体代谢紊乱的表现，会导致高血脂、胰岛素抵抗性增加、身体器官机能下降等，还会诱发包括心血管疾病在内的各种并发症。

腰围是脂肪总量和脂肪分布的综合指标之一。中国标准将男性腰围≥90cm，女性腰围≥85cm，称为腹型肥胖（也叫中心性肥胖、向心性肥胖）。身体除了腰部脂肪，全身其他部位（如大腿、臀部）也存在脂肪，但是相对于腹部脂肪而言，位于大腿和臀部的脂肪对心血管的危害小得多。

腹型肥胖比单纯的超重要危险得多，即使在BMI指数正常的这部分女性中，腰围粗者患心血管病死亡率也比腰围细者明显高25%。而腰围细者，即使超重或肥胖，其死亡风险并不增加。对男性来说，上述结论同样适用，体重正常但腰粗者，其死亡风险较体重指数相似但腰不粗的人高87%，比体重超重或肥胖但腰不粗者高一倍。

目前，我国腹型肥胖的情况还是比较严峻的，根据《中国心血管病报告（2016）》的数据显示，从1993～2011年，国人的腹型肥胖率从20.4%上升到44%。换句话讲，每5个成年人中就有2个是腹型肥胖。与欧美国家相比，中国人的体脂分布具有一定的特殊性，更容易形成腹型肥胖。

所以，通过BMI和腰围两个维度的指标，可以更准确地评估一个人的胖瘦！

肥胖是种病，胖起来会要命

“要么瘦，要么死”，这句话真不是在开玩笑，全球顶级的医学期刊《柳叶刀》曾发文称，BMI大于35的肥胖人群，平均寿命要比体重正常的人少8年。肥胖会增加心血管系统疾病、部分肿瘤以及2型糖尿病的风险！

保持适宜的体重，不光让你拥有苗条的身材，还能带来其他更多的健康益处。这个道理很多人都懂，但是要做到这一点却没那么容易。减肥不是一件容易的事情，体重控制一定得找对方法。

我有两位朋友，夫妻俩口味特别相投，喜欢吃烧烤、大碗炸酱面，喜欢所有重口味的食物。有次去他们家玩，正好赶上他们家晚餐吃的是烤冷面！桌子上还放了一袋零食，我家孩子以为是果干想要吃，但女主人告诉她说吃了会拉肚子。她解释后我才知道，原来是减肥食品。看到这个场景，我判断她减肥很难成功。

有一句话说“you are what you eat”，大致意思是，你就是你吃的样子。我们每个人都是你吃进去的食物塑造出来的。食物对人的塑造，效果最明显的莫过于体重！所以，超重或者肥胖的人要想减肥，一定得从食物入手，从生活习惯入手。

▶ 你要根据自己的体重吃饭

肥胖，一定是吃多了，但凡体重超标的人，都应该在你现有饮食的基础之上，减少食物的摄入量，无论你之前吃多少。“没有无缘无故的胖，也没有无缘无故的瘦”，减肥必须从食物入手。

很多人希望有一个万能的减肥食谱，总想找到减肥食谱之后再实施减肥计划，结果就是迟迟没有开始。最有效的减肥食谱，其实是现成的，就是在现有的食谱之上减少摄入量，依据体重的变化在食物的总量上进行调整！

具体的做法很简单：先对现有的进食量做一个客观的评估，可以将日常饮食单独盛放出来，了解日常饮食的总量。无论是早餐、午餐、晚餐、加餐，自己记录一下每天食物摄入的总量。连续记录三五天，形成一个“饮食日记”，然后就会非常直观地知道每天食物摄入的总量了。接下来就是减少和调整食物的摄入，可以从两个方面入手。

第一，如果有加餐，爱吃零食的话，可以先将加餐减掉。第二，将你一日三餐的每餐食物减少原来的三分之一。持续一段时间，一定会见到明显的效果。要控制食物的摄入量，每餐就不能吃太饱，更不能吃撑，切忌打扫剩饭、剩菜，虽然一口吃不出来个胖子，但是胖子都是这样一口一口吃出来的。

当然，减少食物摄入量，其实最重要的是减少食物含有的能量，得有针对性地减少对体重影响比较大的几种食物。首先，最重要的就是主食，如馒头、米饭、薯类等食物含有较高能量，减少主食摄入，会大大减少一餐中总能量的摄入；其次，是食用油，不光是炒菜时使用的烹调油，还得算上面包、方便面、油条等食物里的油脂，以及我们吃的肉里的脂肪，尤其是肥肉；再次，是各种饮料和甜食，其中含有大量的糖，糖很容易转化为脂肪，并导致发胖；最后，是酒精，酒精能提供能量，间接导致肥胖。因此，凡是体重超标者，都要严格控制这四类食物的摄入量。

▶ 重视并调整进餐的顺序

调整进餐顺序也有利于控制体重。进餐顺序，也就是一餐中吃蔬菜、蛋白质食物和主食三者的排序。最推荐的就是有别于日常的 “倒序进餐”，先吃能量比较低的蔬菜，然后吃肉类，最后是主食。

“倒序进餐”有利于我们控制主食的食用量，这不仅可以帮助我们实现“少吃一点儿”的目的，还能降低血糖升高速度，对平稳血糖很有帮助。要想做到“倒序进餐”，需要我们改变一个观念——“菜是用来下饭的”。其实，蔬菜是我们平衡膳食的一部分，甚至我们可以多吃蔬菜，用蔬菜替代部分主食，以减少主食的摄入量。

“倒序进餐”并不是严格的先把所有蔬菜吃完，然后吃肉，最后吃主食，但至少主食应在相对靠后的时候吃进去。习惯先吃主食的人开始要有意识地去改变，再逐渐将这种进餐方式变成一种习惯。

▶ 减肥不能忽略的几种重要食材

减肥期间的饮食，既要降低能量又要消除饥饿，那么有几种食材一定得熟悉。

绿叶菜：以莜麦菜、小白菜、油菜、茼蒿等为代表的绿叶菜，是减肥者的必需品。它们能量低、饱腹感强、富含膳食纤维。膳食纤维是减肥者控制体重的利器，每天500克甚至更多的蔬菜有利于缓解饥饿感，控制食欲。

全麦粉/杂豆：减肥者万万不能忘了全麦粉这类全谷物食品，以及红小豆、绿豆、扁豆这样的豆子。杂粮、杂豆淀粉含量低，消化速度慢，血糖供应稳定，饱腹感强，是减肥人群的最佳主食选择。

鸡胸肉：这是低脂高蛋白食物的典型代表，与之类似的还有牛羊腱子肉，甚至更胜一筹的还有鱼虾及海产品。这些食物中丰富的蛋白质除了提供给减肥者很好的营养，还能提供不必担心会转化为脂肪的能量。

魔芋结：高膳食纤维食物的典范，低能量、高饱腹感，价格还亲民，是减肥期间替代主食的不二之选。

充分补水：喝水充饥，看似一句玩笑，但通过多喝水来减少能量摄入却是很有用的手段。补水不仅包括饭前先喝水或者喝汤，占据胃部空间，还包括将干饭换成粥，都可以有效减少能量摄入。

▶ 养成良好饮食习惯才能最终告别反弹

短时间内体重下降并不难，难的是不反弹，长时间守得住取得的成果。如果只是冲刺式地控制一段时间饮食，体重减下去之后又胡吃海喝，那恐怕很难不反弹。要想不反弹，需要将减肥期间形成的饮食习惯保持下来形成习惯，只有这样，才能守住体重。

曾经有一位咨询者，体重90公斤，165厘米，让我帮她减减肥。以下是我们的一段对话：

咨询者：我想尽快瘦下来！

我：没问题！想这么减？

咨询者：怎么减都行，能让我一个月瘦20斤吗？我理想的体重是130斤。

我：能！

咨询者：瘦完反弹吗？

我：不知道，很可能反弹！

咨询者：那不白减了吗？

我：对！

咨询者：那怎么办？

我：慢慢减，一个月保底瘦5斤就行，10个月就是50斤。这样一边减肥，一边掌握了健康饮食的要领，一边养成良好的饮食习惯，才不会反弹。

减肥的过程不仅是一个体重下降的过程，还是一个新习惯的养成过程。养成好习惯，才能做出正确选择，才能维持体重的平稳，才能不做“弹簧妞”！这些和减肥息息相关的好习惯包括：

1.烹调少放油，不吃或少吃过油的、油炸的食品，如油炸的主食、肉类、豆制品等，以及饼干、点心等。

2.少吃香喷喷的加工食品和零食。所有有香味的食物，几乎都含有大量的脂肪，都要远离。

3.禁忌所有甜饮料。任何一种甜饮料都不要喝，每一瓶甜饮料里面含糖量都超过25克。

4.去超市之前列好食物清单，这一点很重要。列清单是个思考过程，能更好地筛选该吃的食物，在超市里照单取物，要好过随意拿取，可以避免一时冲动，买多买错。

5.减少在外就餐的次数。饭店里的菜大多多油、高能，而且外出进餐时间通常比较长，会不自觉地增加食物的摄入量，不利于减肥。因此，应该尽量避免在外就餐，多回家吃饭。

6.放慢吃饭的速度。狼吞虎咽地吃饭，大脑信号来不及反馈，等感觉到饱了的时候其实已经吃多了。建议进餐时间控制在20～30分钟。另外，把速度降下来，也是控制进食总量的好办法。

▶ 要想瘦下来，必须动起来

很多人在变胖这件事上“口嫌体正直”，一边说不想胖，一边越来越胖。其实，关于减肥无非两件事，那就是“管住嘴”和“迈开腿”。

“即使总觉得自己胖，人们也不会去运动”“虽然人人都想瘦，但真正瘦下来的还是那些积极运动的人，其他人都越来越胖”。这是一项来自美国的权威研究，研究显示，那些运动的人更容易瘦下来！

运动可以增加能量消耗，减少身体脂肪，帮助减轻体重，建议超重或者肥胖的人，每天累计达到60～90分钟的中等强度的有氧运动。你可以有意识地去运动，比如散步、逛街、打球等，上下班的时间尽可能少开车，改骑自行车；你也可以利用碎片时间增加运动的机会，比如，工作的间隙起来活动活动，把身体活动融入日常生活和工作中，回到家多做家务；等等。在这里特别说明一下，大家千万不要小看家务劳动，虽说强度不大，但日积月累，能量的消耗也毫不逊色。

总而言之，减肥、运动不是嘴上说说就能瘦下来那么简单，需要持之以恒地足量运动、控制饮食，双管齐下，努力坚持才能换来体重秤指针的改变。

增重比减肥更有难度

虽然有很多人为减肥而苦恼，埋怨自己喝凉水都长肉，然而却有一部分人怎么吃都不胖，为过度消瘦而发愁。对一些人来说，增重比减肥还困难，真是家家有本难念的经。

如果一个人的BMI小于18.5，说明这个人的体重已经低于健康体重的标准，那么就应该增加体重了。当然，有些疾病也会导致人消瘦，比如甲亢、肿瘤等，患者增加体重对更好地治疗这些疾病也是很有价值的。如果是疾病导致的体重过低，我建议这类人群尽可能地增加一点儿体重，使BMI尽量处于标准上限，以便于更好地抵御疾病。

我在维护一个将近上百人的增重群，里面大多是体重极其不达标的人，长时间的接触和了解，我发现这些人之所以光吃不胖，要么是吃得不够多，要么是搭配不够好。一旦解决了这两个问题，体重就能增加。

▶ 要想增重，调整日常吃法见效最快

就像减肥的人总期待一张万能的减肥食谱一样，增重者往往更期待一张能够让自己胖起来的“增重神方”。而在我看来，这个“增重神方”就是调整日常的饮食，包括食物的种类、数量、烹调的方法等。优化日常饮食搭配是见效最快，也是最简单易行的增重方法。

调整主食种类

主食是提供能量的主要食物，通常，一个人一餐主食所提供的能量应该占所有能量来源的50%～60%。优先保证主食的摄入总量对增重来说非常重要。正常情况下，我们每天主食的摄入量是250克～400克，这相当于每餐至少要保证食用100克米饭。

而我接触到的一些瘦人，往往主食吃得很少，有的人甚至

每餐只吃几口主食。还有一些人看起来吃得不少，但吃的食物太稀，体积大、能量少，无法获得充足的能量和营养。

对于瘦人来说，主食首选馒头、米饭、面包、油饼、饼干等高能量的食物，不要选米粥、稀饭、汤面这些流食。

调整肉菜比例

增重不仅仅是单纯地增加体重，还要兼顾增加肌肉，简单来说，就是增重不要只增一身肥膘。因此，增重过程中万万不能忽视高蛋白的食物。

如果有增重的需求，建议多吃肉类、蛋类、鱼虾等营养密度高的食物。每天要保证一个鸡蛋、50克鱼虾、50克牛羊肉、100克豆腐等这些高蛋白的食物。还可以摄入能量较高的食物，如煎蛋、炸肉、烤肉、炸鱼、炸鸡腿、炸鸡翅等。这些被视为不健康的食物，对增加体重帮助很大，增重期短期食用不必太担心。

相比而言，建议增重期间少吃水果和蔬菜。这些食物能量密度低，但饱腹感强，占用胃部空间也大，吃多了会影响其他食物的摄入。

调整烹调方法

凡是能让自己食欲大增的方法，都可以试试。比如，在食物上面抹点儿花生酱、芝麻酱，吃火锅时不用克制自己使用酱料，油炸食物可以比普通人吃得多一些，等等。对于少油少盐、多吃蔬果、多运动等健康饮食的建议，更适合体重趋于正常标准之后再去实现。

▶ 体重不足非“加餐”不可

增加体重的原理非常简单，即增加能量摄入，也就是要多吃。在现有饮食量的基础上，要多吃较高能量的食物，这是最基本的增重原则。

所谓“多吃”，除了正餐多吃之外，还要注意“加餐”，也就是增加餐次。增加食物摄入的频率，这对于胃口较小者尤其重要。

在正常三餐基础上，再加餐2～3顿，尤其是睡觉之前加餐最有效果。加餐也尽量以干的、能量密度高的食物为主，花生、瓜子、薯类、点心、鸡蛋等都可以作为加餐。

加餐也可以适当吃些水果，但是要注意水果的摄入量，水果中最多的成分是水，其能量密度和蛋白质营养密度不高，而且摄入过多的水果，会影响正餐的进食量。正常情况下，建议每人每天水果的摄入量为200克～400克，相当于一个中等大小的苹果。增重的人群可以参照这个数量或者适当减少，以便于增加营养密度更高的食物，这样可以充分利用有限的胃容量。水果适合在餐后吃，餐前吃水果会影响其他食物的摄入。

▶ 适量运动，避免过度劳累

增重过程中，除了要注意增加能量摄入，还要注意适量运动。在运动量的选择上，要放弃强度较大或者能量消耗较多的身体活动，并避免疲劳，这对体重增加不利。但这并不意味着不运动，减重期不要完全放弃身体活动。增重人群可以适当进行力量训练，增加肌肉，比如平板支撑、俯卧撑、仰卧起坐、拉力器械、单杠、双杠等，这样做目的是刺激肌肉生长，对体重增加也更有益。

此外，增重过程中要注意休息，不要熬夜，避免过度劳累。

相比于减肥，常年消瘦的人增重更有难度，但即便再难，为了健康，也是值得我们花精力去改善的。要想增加体重，必须摄入充足的能量，同时还要配合力量训练，注意休息，长期坚持。坚持一段时间，才会看到活力的增强和体重的改善。

当然，体重过低经常与胃炎、胃溃疡、胃下垂、慢性腹泻、消化不良等胃肠道疾病有关，建议增重之前先去进行身体检查，确认没有其他疾病再开始增重。

体重是反映身体健康状况最基础的指标，过胖与过瘦都不是适宜的状态。维持适宜的体重要从建立正确的标准开始，抛弃主观的感觉，采用BMI等专业的指标来指导体重管理。体重管理要采用合理的手段，抛弃手术或者药物干预的方法，通过改善自己的饮食习惯，配合运动，才是合理而又可持续的方式。养成健康的生活方式，保持适宜的体重，尽可能地降低疾病的风险，为身体健康提供保障。

关键词解析

●肥胖

一般衡量一个人胖瘦，需要用身体质量指数（BMI，BMI=体重÷身高的平方，其中体重的单位为千克，身高的单位为米）来进行判断。成人正常体质指数为18.5～23.9；BMI≥24为超重；BMI≥28为肥胖。

●腹型肥胖

腹型肥胖的典型特点是脂肪堆积在腹部，俗称“将军肚”或“啤酒肚”，是导致高血压、脂肪肝等慢性疾病的重要因素之一。男性腰围≥85厘米、女性腰围≥80厘米即为腹型肥胖。

关键营养信息

❶ 减肥还是增重，是有标准的，要根据自己的体重吃饭。

❷ 腰围反映的是人体腹部脂肪，特别是内脏脂肪的多少。

❸ 肥胖，一定是吃多了，只要体重超标，都应该在现有饮食的基础上减少食物的摄入量，无论你之前吃多少。

❹ 体重极其不达标的人，要么是吃得过少，要么是饮食搭配不合理。一旦解决了这两个问题，就能增加体重。

❺ 体重不足非“加餐”不可！

❻ 要想增加体重，必须摄入足够的能量，同时还要配合力量训练，注意休息，并长期坚持。

EIGHT

第 8 讲

慢性疾病持久战，营养如何补

肥胖、高血压、高血脂和糖尿病，是目前对人类健康威胁最大的四类慢性疾病。我们国家现有超过2亿高血压患者，1.2亿肥胖患者，9700万糖尿病患者，3300万高胆固醇血症患者，尤其在60岁以上老年人中，高血压患病率超过50%，这就相当于每两个老人当中就有一个高血压患者。慢性疾病人群数量大，健康危害大，生活影响程度深。现在以家庭为单位出现“三高”聚集的现象尤为突出。

我楼下的邻居，老老少少一大家子，老爷爷八十多岁脑中风，老奶奶也患有心脑血管疾病，常年需要人照顾，老人家有一对儿女，大儿子六十多岁，比爸爸更早得了脑梗，无法照顾自己，家里老少三人全靠女儿和女婿照料。像我邻居家的这种情况绝对不是个例，在我们身边，这样的家庭比比皆是。因为这些慢性疾病其实就是生活方式不当引发的疾病，一些不健康的生活方式，特别容易导致这些慢性疾病的发生，那以家庭为单位出现聚集就不奇怪了。

既然这些疾病是从生活方式中来的，那就应该到生活方式中去治疗和解决！毫无疑问，饮食是最重要的影响因素。肥胖、高血压、高血脂、糖尿病这四大慢性疾病，都可以用同一种方法来防治——合理饮食，无非就是从吃什么、吃多少、怎么吃入手！

减肥是解决慢性疾病的重要方法

对于大多数人来说，慢性疾病都是伴随着体重超标而来的,所谓“一胖生百病”，肥胖者更容易患高血压、冠心病、糖尿病、血脂异常、脂肪肝等慢性疾病。减肥，对这样的患者来说更是势在必行。在中华医学会《中国2型糖尿病防治指南（2017）》《中国成人血脂异常防治指南（2016年修订版）》《中国高血压防治指南（2018年修订版）》中都曾强调：肥胖者在3～6个月内减重5%～10%，有治疗慢性疾病的作用，有效管理体重甚至可以让治疗起到事半功倍的效果。

然而很多人对体重的认知非常模糊，无法分辨自己是肥胖还是标准，自然就谈不上减肥了。比如，我妈妈身高160厘米，体重70千克，我曾经跟她说要注意控制一下自己的体重，她却不以为然，认为自己这样刚刚好，并且还跟我说，不能再瘦了，再瘦就营养不良了。而实际上以我母亲的身高，体重60千克就已经不低了，而她的实际体重却有70千克。所以，每个人对自己体重的认知其实都不太一样。

事实上，除了大家熟知的BMI计算法，还有一个非常简单的方法可以判断自己的理想体重：用你的身高减去105，所获得的数值就是你理想体重的千克数。比如我妈妈，身高160厘米−105=55，那么她的理想体重应该是55千克。

不要小看了体重管理，管理体重就是管理健康！适当的减肥，是治疗慢性疾病的一个重要手段。比如，对于因肥胖导致的脂肪肝，减肥是唯一有效的治疗手段，体重下降3%～5%可减轻脂肪肝，体重下降10%可进一步减轻脂肪肝引起的炎症，减肥比吃降酶药有效，可逆转脂肪肝，使治疗事半功倍！对于肥胖的糖尿病人，减肥比降糖药还要有效果。对于“肥胖相关性高血压”，减肥可以有效降低血压。总之，为了更好地预防和控制这些慢性疾病，都应该保持适宜的体重。

饮食细节是控制慢性疾病的根源

高血脂、高血压、高血糖作为代谢障碍性疾病，它们是互为危险因素的，比如，高血脂的人患高血压的风险比普通人更高。

现实生活中，其实大部分慢性疾病患者完全不知道该怎么吃。对此我深有感触。我在做私人营养服务的时候，遇到很多患者，患病之后就这也不敢吃那也不敢吃，战战兢兢，有些人甚至想去寻求一些特殊食物、营养品、保健品等，期待能对疾病有治疗和缓解作用；也有一些人选择毫不在乎，不管不顾，破罐子破摔，听之任之。这些都是比较极端、不正确、不理智的做法。

事实上，大多数慢性疾病患者都意欲改善现状，但往往由于缺乏营养常识，力不从心，无从下手，对饮食束手无策。说起慢性疾病管理的生活方式，无非几个关键的饮食细节。

▶ 以粗杂粮为主食

对于高血压、糖尿病、脂肪肝等慢性疾病患者，吃好主食显得尤为重要。有的人单纯地认为，只要少吃主食，就会对管理体重、缓解慢性疾病有益。其实，主食的数量也不一定要那么少，如果体重不超标，每天摄入250克的主食是完全可以的。如果肥胖或者超重，就要根据目前体重状况在原有基础上略有减少。

比起主食的总量，真正需要引起注意并严格控制的，是那些只用精米精面制作的食物，这对于糖尿病患者尤其重要。比如，相比于白米、白面而言，玉米、小米、荞麦这样的粗杂粮升血糖的速度就要慢一些，而红小豆、绿豆、扁豆、四季豆等杂豆，血糖生成指数比粗杂粮还要低很多。

对于慢性疾病患者，可以在制作主食的时候，将各种杂粮、豆子混合食用，替代白米饭，增加粗杂粮的摄入量，这一点对糖尿病患者来说尤其有益。常见的玉米饼、全麦馒头、燕麦片、黑米、荞麦、通心粉、意大利面，以及绿豆、芸豆、蚕豆、扁豆、豌豆等各种杂豆，都是非常好的粗杂粮，“三高”患者可以用它们完全代替一餐的主食，这将更利于调控血压、血糖和血脂。相反，含脂肪和添加糖比较多的用精白米面制作的面包、饼干、油条、油饼、葱花饼、糕点等则要尽量避免。

豆子以及粗杂粮中含有丰富的抗氧化物质和维生素E，膳食纤维含量也高，可以延缓餐后血糖升高速度，降低血清胆固醇。膳食纤维还能够降低血液中钠钾比值，从而产生降血压的作用，对预防心脑血管疾病也有帮助。

用粗杂粮及全谷物做主食，至少要占到主食总量的一半，这是所有慢性疾病患者都应该注意的基本饮食原则。

▶ 吃足够多的蔬菜

蔬菜对于健康的益处已经被大量的科学研究所证实，比如，多吃蔬菜有助于控制体重，还可以预防心血管病、糖尿病等。对于慢性疾病患者来说，更要重视蔬菜的摄入。

建议糖尿病患者每天吃500克以上的菜，特别推荐绿叶菜，如油菜、菠菜、小白菜、菜心、苋菜、莜麦菜、生菜等，这些绿叶菜可以提供多种矿物质、维生素和抗氧化物质，减少眼底和心脑血管系统并发症的风险，还能提高饱腹感，降低血糖升高速度，有利于平稳血糖。

另外，从稳定血糖的角度来说，不仅要多吃蔬菜，还要先吃蔬菜。有一个非常权威的科研实验，实验让3组糖尿病患者都吃面包、肉、蔬菜这几种同样的食物，只是进食顺序不一样。

第一组：先吃面包，然后吃肉和蔬菜。

第二组：先吃蔬菜，再吃肉，最后吃面包。

第三组：把肉、蔬菜、面包混在一起吃。

饭后30分钟，测他们血糖的变化，结果是：第一组的餐后血糖峰值比第二组高50%，第三组的餐后血糖峰值比第二组高40%。

实验的结论就是，调整进餐的顺序，像第二组那样，先吃蔬菜，再吃肉和主食，餐后血糖的变化就要平稳很多。所以，除了保证蔬菜的总量，在一餐中还要改变进餐顺序，要先吃蔬菜，后吃主食，糖尿病患者尤其要这么做。

对于高血压患者，则更应该加大蔬菜的摄入量，蔬菜含钾量高，有利于降低血压。最好蔬菜能加倍，一天可以吃上1千克蔬菜，尤其推荐一些含钾高的蔬菜种类，如毛豆、鲜蘑菇、红心萝卜、菠菜、萝卜缨、红苋菜、香菇等，这些都属于高钾蔬菜，对缓解血压非常有益，可以多吃一些。

蔬菜中富含膳食纤维，膳食纤维虽然不会被消化吸收，但能吸附胆固醇，减少肠道中胆固醇的再吸收，是有利于降血脂的。

需要提醒的是，有一些蔬菜比较特殊，如土豆、山药、地瓜、芋头等，平常大家都把它们当成蔬菜来吃，但慢性疾病患者要把它们当成主食，代替米饭、馒头吃。

慢性疾病患者不光要多吃蔬菜，还要注意蔬菜的烹调制作方式，一定要少油、少盐、适度烹调。蔬菜的选择要尽量新鲜，尤其对于高血压、糖尿病、高脂血症等慢性疾病而言，那些腌制或不新鲜的蔬菜，以及烹调时加入较多食用油的蔬菜，是万万不要出现在餐桌上的。

▶ 增加奶类摄入

很多慢性疾病患者不敢喝奶，担心奶中含有脂肪、糖，对血脂和血糖不利。其实，像高血脂、糖尿病、高血压等慢性疾病患者，不但不应该禁忌奶类，还应该和普通人一样，保证每日奶类的摄入量，每天应喝300毫升奶类。

奶类是优质蛋白质和钙的重要来源，特别是钙含量十分丰富，目前的很多研究表明，钙在预防高血压等慢性疾病方面有独特的作用，而长期低钙膳食是导致高血压等疾病的危险因素之一。

市面上奶类产品多种多样，慢性疾病患者在奶类的选择上要稍加注意，低脂奶或脱脂奶更值得推荐。它们含饱和脂肪少，特别适合于肥胖、血脂异常、糖尿病、高血压、脂肪肝等需要低脂肪饮食的人。相反，那些全脂牛奶、全脂奶粉、全脂奶酪、甜炼乳、奶油、黄油、含糖乳饮料等奶制品则不太适合。

▶ 推荐豆制品

对于慢性疾病患者，大豆制品也特别值得推荐。大多数的大豆制品非常出色的地方是低脂肪、高蛋白，既能保证优质蛋白的摄入，又能有效减少脂肪的摄入，这对慢性疾病患者来说是再好不过了。同时大豆卵磷脂有促进肝脏中脂肪代谢、防止脂肪肝形成的作用。大豆所含有的植物固醇能够抑制动物胆固醇的吸收，在预防高脂血症方面有一定功效。

常见的豆腐、豆浆、豆干、豆腐皮都是非常值得推荐的豆制品。建议糖尿病、血脂异常等慢性疾病患者适当增加豆制品的摄入，每天可吃100克豆腐，或者50克豆腐干，再来一点儿豆浆。豆腐可以生吃，也可以炖、煮，豆腐皮、豆腐干可以炒菜。在烹调上应减少油炸、红烧等重口味的加工方式。

▶ 精心选择肉类

许多人患了高血压、糖尿病等慢性疾病后就开始吃素，不敢吃肉。事实上，完全不吃肉是不合适的，这可能导致优质蛋白质、部分维生素、矿物质和微量元素的缺失，甚至营养不良。

正确的做法应该是每天适量吃一些肉类。慢性疾病患者要吃纯瘦肉，比如畜类的前后腿肉、鸡胸肉，它们属于低脂肪的肉类，可避免摄入过多脂肪，还能提供丰富的优质蛋白质，是可以适量食用的，每天50克瘦肉并不会对血脂、血压、血糖造成任何负担。而五花肉、肥牛、肥羊、动物内脏等都是高脂肪、高胆固醇的食物，慢性疾病患者不要吃，尤其是高血脂患者。

鱼虾及海产品是非常适合慢性疾病患者的肉类，它们含有的ω-3多不饱和脂肪酸含量高。大家可以牢记“鱼油是好油”的说法，所以像三文鱼、金枪鱼等富脂鱼类鼓励患者多吃。推荐平均每天50克左右的鱼虾，特别是海鱼。

鸡蛋虽不是肉类，但能提供优质蛋白质，推荐慢性疾病患者适量吃鸡蛋。很多人纠结于蛋黄中胆固醇含量比较高，这里说明一下，高脂血症患者每天吃一个或者半个鸡蛋是没有问题的，也可以多食蛋清，少食用一点儿蛋黄。

▶ 减少油脂、盐、糖、酒的摄入

减少日常烹调油脂的摄入

摄入过多脂肪，是造成肥胖以及各种慢性疾病的重要原因。脂肪主要来自日常的烹调油，从缓解慢性疾病的角度出发，首先要减少食用油的摄入量，日常清淡饮食，尽量少采用油炸和过油的烹调方法。

事实上，不光要控制食用油的摄入量，在选择食用油时还要选择优质的品种。大多数植物油如大豆油、花生油、菜籽油、玉米油等都是优质的油脂来源，但猪油、牛油、奶油、起酥油、氢化油、棕榈油、鸡油、鸭油等却含有大量的饱和脂肪酸甚至反式脂肪酸，它们就不是理想的烹调油，高脂血症、脂肪肝患者尤其需要注意避免。

在品种的选择上，要增加一些橄榄油以及山茶籽油、亚麻籽油以及紫苏籽油的摄入比例，这些油脂中含有比较丰富的单不饱和脂肪酸和ω－3多不饱和脂肪酸，这对心血管系统非常有益，也有利于维持脂肪酸平衡。

控盐

在全球范围内，人均盐的摄入量高达每天8克～15克，盐的过多摄入大大增加了心脑血管病患者的死亡风险，食盐过多也与骨质疏松、肾脏疾病和胃癌有关。如果我们将每天盐的摄入量减少到5克以下，全球每年可避免约250万人死亡。

控盐，其实就是限制钠的摄入，不光慢性疾病患者，普通人也一样要吃清淡少盐的膳食，每日用盐量最好不超过5克。而对于高血压患者来说，低盐饮食是治疗高血压的基本措施，控盐的意义就更大。一些有家族性高血压的人，对食盐摄入量的变化更为敏感，膳食中的食盐如果增加或减少，血压就会随之改变。

在我们国家，饮食中的盐主要来自烹饪过程中或者是餐桌上添加的盐。烹调时选用低钠盐代替普通盐，这对高血压患者来说是非常好的选择。低钠盐的咸度和普通盐是一样的，但含钠较低。

还要小心隐性盐，要尽量减少酱油、咸菜、虾皮、味精、苏打、小苏打等这些含钠比较高的食物或者调味料的用量。比如，10毫升的酱油就含有1.7克左右的盐，10克的豆瓣酱含有1.5克左右的盐，15克榨菜含盐量大约是1.6克，20克一块的腐乳含有1.5克左右的盐。避免摄入隐性盐最好的办法是少买高盐的食品，少吃腌制的食品。

一些地区的居民饮食中60%～80%的盐来自加工和预包装食品，预包装食品的标签中钠是强制标识项目，因此，在购买食品时要养成看标签的习惯，要有意识地选择钠含量低的食物。一般而言，超过钠30%NRV的食品就是高盐食品，尽量不要买。

注意少糖

高糖食物的摄入，一方面影响血糖，另一方面也会带来肥胖风险。慢性疾病患者要注意减少糖类摄入，尤其是一些甜饮料和甜食，含有大量的糖，这将直接影响糖尿病患者的血糖变化。过多的糖在体内代谢很容易转化为脂肪存储在体内，并导致发胖，进而导致其他慢性疾病的发生。对于慢性疾病患者来说，减少日常生活中各类糖的摄入量，非常重要！

常见的糖的来源有含糖的点心，如蛋糕、面包、曲奇、蛋黄派等；含糖的主食，如糖三角、豆沙包、八宝粥、麻团、糖饼等；高糖的零食，如爆米花、糖果、果冻、果脯、蜜饯、果酱、奶片等；含糖饮料，如甜饮料、果汁、碳酸饮料等含糖量也很高。

这些含糖比较高的食物，不仅是糖尿病患者的禁忌，其他慢性疾病患者也应该减少摄入，维持血糖平稳，合理控制体重，对所有疾病预防都有积极意义。

戒烟限酒

戒烟限酒，这是普通人膳食应该遵守的基本原则，慢性疾病患者更应如此。虽然酒精不会直接转化为脂肪，但酒精提供能量，也会间接导致肥胖。另外，饮酒的时候也经常会进食过量，同样导致肥胖。这都大大增加了慢性疾病发生的风险。

酒精与痛风的关系最为密切，酒精在体内会代谢为乳酸，抑制尿酸由肾脏排泄，导致血尿酸升高，进一步引起痛风。啤酒中含有较多鸟苷酸，代谢后会产生嘌呤，也会导致尿酸增高，诱发痛风出现。

对于高血压病人来说，酒就像一瓶“毒药”，尽量少喝，最好不喝。在酒精的刺激下，人会出现精神亢奋，会引起血管急性变化，损伤血管，加速动脉硬化患者出现心梗、脑卒中、脑梗死、脑出血、冠心病等危及生命的病症。

至于脂肪肝、血脂异常等慢性疾病，不管疾病的诱发是否与酒精有直接关系，都要戒酒。

总而言之，脂肪肝、糖尿病、高血压、痛风等常见的慢性疾病都会因酒精的摄入而加重病情，因此，要注意限制饮酒，尽可能戒酒。

少盐、少糖、限酒，有一个最重要的措施，就是减少应酬，回家吃饭。饭店里的菜通常会有较多的油、盐、糖等调味品，加上觥筹交错，更会使人在不知不觉中吃得过多。慢性疾病患者应该控制在外就餐的频率，尽量回家用餐，这样有利于自己病情的控制。

生活方式决定慢性疾病的走向

合理饮食的原则非常简单，但是要保证日常生活中能落实下去才行。对于慢性疾病的防范和治疗不要指望家人，也不能指望医生，他们只能起到辅助的作用，最终的健康，还是要自己负责。加强自我管理、改善饮食、增加运动量，严格进行自我监测，这些都要靠自己去落实。

▶ 坚持自我监测和记录

建议慢性疾病患者在家里自备电子血压计、家用血糖仪，学会记录和监测一些数据。因为慢性疾病要长期监测血压值、血糖值这些数据，来观察病情的发展。自测血压和血糖并不难，一学就会，非常方便，也不受环境限制，长期连续的检测数据非常有价值。当监测数据出现异常变化时，应及时向医生咨询。另外，在体检、复查的时候将监测数据给医生查看，可以让医生更细致地获知疾病的控制情况。

▶ 重视日常体检，科学就医

慢性疾病患者还要重视定期体检，每年1～2次的定期体检，对任何慢性疾病患者来说都是必不可少的。

患者一旦病情出现变化，一定要选择正规医院进行治疗，不要相信偏方，偏方非但不能彻底治愈慢性疾病，反倒可能因为放弃了现代医学治疗方案而导致病情恶化。更不要轻易迷信市场上所谓的降糖、降压、降血脂的营养品和特殊食物。除非是经过常规治疗，在医生的认可下可以尝试着摆脱药物的时候，否则什么保健品也代替不了药物。

归根到底，肥胖、高血压、高血脂、糖尿病等常见慢性疾病患者的饮食和正常人的饮食原则相比，并没有太大的差异，只是基于平衡膳食模式的基础之上，更加突出强调了一些健康原则。不仅仅是慢性疾病患者，即便是普通人，也应该尽量遵守这些慢性疾病饮食的基本原则，并从日常生活中的点滴做起，以达到防范和减少患心脑血管疾病、糖尿病的目的。家有慢性疾病患者，应从全家人的饮食开始调整，从全家人同桌吃同样的饭做起，这也将有益于全家人的身体健康。

关键词解析

●慢性疾病

慢性疾病指不构成传染，具有长期积累形成疾病形态损害的疾病的总称。常见的慢性疾病如高血压、糖尿病、血脂异常、同分等。对于慢性疾病，一旦防治不及，会造成经济、生命等方面的危害。

●血压

血压指血液在血管内流动时，作用于单位面积血管壁的侧压力，通常所说的血压是指动脉血压。血压可以通过血压计来进行测量。

●血脂

血脂是血浆中的中性脂肪和类脂的总称，广泛存在于人体中，是生命细胞的基础代谢必需物质。血脂的数量以及变化可基本反映体内脂类代谢的状况。

饮食改变、剧烈运动及患病的情况下，血脂都会有较大的变动。临床上测定血脂都是在早晨空腹时取血，它通常能反映病人血脂的实际水平。

关键营养信息

❶“一胖生百病”，这句话是很有道理的。肥胖者更容易患高血压、冠心病、糖尿病、血脂异常、脂肪肝等慢性疾病。减肥是解决慢性疾病的重要方法。

❷主食很重要，用粗杂粮及全谷物做主食，至少要占到主食总量的一半，这是所有慢性疾病患者都应该注意的基本饮食原则。

❸调整进餐的顺序，先吃蔬菜，再吃肉和主食，餐后血糖的变化就要平稳得多。

❹ 高血脂、糖尿病、高血压等慢性疾病患者，不但不应该禁忌奶类，还应该和普通人一样，保证每日摄入 300 毫升的奶类。

❺ 过多的糖在体内代谢不掉很容易转化为脂肪存储在体内，并导致发胖，进而导致其他慢性疾病的发生。

❻ 对高血压患者来说，低盐饮食是治疗高血压的基本措施，控盐的意义很大。

NINE

第

9

讲

小病大“养”

我妈妈今年60多岁，像很多老年人一样，经常会受到便秘的困扰，动不动就好几天无法正常排便。她自己的应对策略，就是每天早上喝一杯蜂蜜水，觉得这样能缓解便秘。其实效果也很一般。有时候着急了就吃点儿泻药，但也是治标不治本。近两年妈妈搬过来和我同住，我们家的饮食结构是菜多肉少，我还经常给她吃一些菊粉、阿拉伯糖浆等，一段时间以后，妈妈的便秘问题得到了很大改善。

其实不光是便秘，生活中有许多小病，像感冒发热、拉肚子等都需要特殊的饮食支持。好的营养会缩短病程，也会减轻痛苦。

下面我们就一起来学习几种常见疾病的饮食调理方案。

大多数便秘可以通过调整饮食改善状况

很多人都曾受到过便秘的困扰，少则三天五日，多则长年累月。对于便秘，有些人的理解不太正确。有很多人认为一两天没有排便，就是发生了便秘。其实对大多数人来说，每天排便1～2次是正常的，而有的人两天排便一次也是正常的，只要大便不稀，不干燥硬结，排便不费力，就都是正常的。便秘与否不看排便次数，要看流畅程度，如果每周排便次数少于3次，并伴明显排便困难，粪便过硬，那就很可能是便秘了。

除了极少数便秘是因为肠道疾病之外，大多数便秘都是功能性的，是肠道对食谱过于精细、食物摄入量太少或者饮水不足的“正常”反应，所以出现便秘时不用着急，不用大惊小怪，可以通过调整饮食来改善状况。

▶ 增加膳食纤维摄入

最常见的便秘原因是食物摄入过于精细。现代人吃惯了精米细面，不爱吃粗杂粮，每天吃的蔬菜又太少，膳食当中没有足够的膳食纤维。长期摄入的膳食纤维过少，导致大肠蠕动严重不足，就会造成便秘。通过调整食谱以及吃一些富含膳食纤维的食物，可以有效地缓解便秘。比如，便秘的时候可以短时间内吃大量的蔬菜，尤其是一些叶类蔬菜，还有木耳、香菇、海带、裙带菜等富含膳食纤维的蔬菜。全天蔬菜的摄入量可以达到500克甚至更多，蔬菜可以生吃，也可以榨汁，连渣带汁一起喝下去。这种方法对于大多数便秘患者都是比较有效果的。

粗杂粮中含有大量的膳食纤维，便秘患者可以调整一下主食的结构，把至少一半的白米饭、白馒头换成粗杂粮、杂豆和薯类，也有利于促进大肠蠕动，缓解便秘。

直接服用膳食纤维制品是补充膳食纤维更加便捷的方法。比如，大豆膳食纤维、小麦草膳食纤维、麦麸膳食纤维、菊粉等产品市面上有不少，通便效果也很好。

大量吃蔬菜也好，增加粗杂粮在主食中的比例也好，目的都是增加膳食纤维的摄入，通过摄取膳食纤维缓解便秘，这或许不是见效最快的，却是最常规、最安全的方法。很多人也想通过多吃一些蔬菜水果来缓解便秘，但是发现效果不明显很快就放弃了。其实，用这个方法缓解便秘需要长期坚持，希望靠吃一大盘海带或啃几根玉米就解决问题，是不靠谱的想法。

▶ 适当增加食物摄入总量

有一些人在减肥的时候特别容易发生便秘，原因自然就是食物摄入太少。减肥期间刻意节食，过分追求低能量，没有足够的食物残渣来刺激肠道蠕动，也会影响正常的排泄功能，尤其长期节食很容易导致肠道功能紊乱。这种原因导致的便秘，恢复起来往往难度不小。

如果因为食物总摄入量过少而导致的便秘，增加蔬菜的摄入总量，就是最明智的做法了，蔬菜可以提供大量的食物残渣，但基本不含能量，能很好地协调减肥和便秘的矛盾。

无论减肥也好，日常膳食也罢，只要掌控每天食物摄入的总量，搭配好膳食结构，就能保证摄入能量合理，而且会有大量食物残渣，避免排便出现异常。

▶ 补水有利于改善便秘

除了食物的原因之外，缺水也是引起便秘的主要因素之一。饮水不足，很容易造成大便干燥。

在我们好习惯体验营里，有一位体验者说，自从他养成了“一天喝掉八杯白开水”的好习惯之后，就再也没有便秘过。每天晨起一杯温水，睡前一杯温水，白天陆陆续续喝五六杯，每天保证1500毫升～1700毫升的饮水量，这对一些喝水少的人来说，缓解便秘是非常有效的。

除了水，含水量高的食物，比如牛奶、豆浆、汤、稀粥等，都能起到补水的作用，如果实在不习惯喝太多的水，增加这些食物也会改善便秘。

▶ 适量油脂不可少

油脂不仅提供能量，还提供组成人体不可缺少的脂肪酸，抛开这两方面不谈，油脂摄入过少也会导致便秘。油脂能润滑肠道，软化食物残渣，所以适量油脂对保持正常排便是有用的。

对于油脂的食用建议，很多人存在误解。现在很多饮食建议减少油脂摄入量，提出这种建议的前提是油脂摄入过量。如果对减少油脂摄入理解得过于片面，就会走向另一个极端，那就是油脂摄入太少。根据《中国居民膳食指南（2016）》的建议，成年人每天的食用油摄入量为25克～30克。

对于便秘人群，按照膳食指南的建议摄入油脂即可，不要再减少油脂的摄入量，否则会让便秘的状况雪上加霜。如果没有体重超标压力的话，适量增加油脂摄入量，会对便秘有所改善。增加的油脂推荐选用单不饱和和多不饱和脂肪酸含量高的食用油，如橄榄油、玉米油、亚麻籽油等，而不是饱和脂肪酸含量高的肥肉。

▶ 可以当泻药用的“食物”

通过调节饮食改善便秘毕竟是一个很漫长的过程，如果便秘严重，选用一些高安全性的“泻药”可以在短时间内缓解便秘。

说它们是“泻药”是说效果与泻药相当，其实它们是安全性堪比食品的物质，甚至有的本身就是食品。

蜂蜜能“润肠通便”基本已经家喻户晓了，现在很多人都养成了早晨起来喝一杯蜂蜜水的习惯。蜂蜜中含有大量果糖，有些人不能将果糖很好地消化吸收，造成大肠部位的高渗，就显现出一定的“润肠通便”的效果。但是，这种效果个体差异比较大，再加上毕竟蜂蜜含有较多的葡萄糖，喝多了有摄入糖过多的问题，所以蜂蜜并不是首选。

有些糖类，比如阿拉伯糖浆、低聚果糖等，它们无法被人体消化吸收，机理跟果糖类似，但润肠通便的效果却比果糖好得多。这些糖类的安全性跟蜂蜜一样，是可以当成食品来吃的，它们不仅可以缓解便秘，还能被肠道内的益生菌代谢，有利于肠道内菌群平衡，值得推荐。

对于经常发生便秘的人，还要注意日常生活中的一些小习惯，少吃一些辛辣食物，避免睡眠不足、过度操劳、情绪焦躁等。另外，应适当增加运动，比如每天坚持1小时中等强度的运动，运动可以极大地改善体能，促进血液循环，从而提高肠道的蠕动能力。

总而言之，保证日常膳食的平衡，不过度节食，适当增加饮食中膳食纤维摄入的比例，每天摄入充足的水分，放松心情，坚持运动，避免熬夜，这些都是防止和改善便秘最好的方法。

腹泻，
一定要查明原因再处理

腹泻的原因比较多，腹泻的时间也长短不一，少则一天，多则两三天，导致的后果也可轻可重，有时候不影响正常的工作，有时候甚至会让一个身体状态不好的人丧命。一旦发生腹泻，首先一定要弄清楚引起腹泻的原因，这样有利于我们有针对性地处理。比如，有时候是因为中暑导致胃肠不适，有时候是因为消化不良，食物不耐受和食物慢性过敏，有时候是因为吃了不干净的食物，等等。无论是何种原因引起的腹泻，在饮食上都应该十分注意才行。一般都要遵循以下几个原则。

▶ 严重腹泻需要暂时禁食

当出现严重腹泻的时候，需要暂时禁食，让肠道得到充分的休息。如果在医院治疗，医生通常会用静脉输液，或少量多次地让患者喝一些葡萄糖水或者补液盐，避免严重脱水和电解质紊乱。

▶ 清淡流食和半流食开始缓解

当腹泻得到缓解的时候，可以先从清淡流食和半流食开始恢复饮食。一般来说，不用等到腹泻完全停止，只要肚子不太疼痛，胃里能够接受食物的时候，就可以开始吃点儿东西了，比如小米粥、大米粥、米糊、藕粉羹等，以及煮得很烂的面条。然后，逐渐增加一些富含蛋白质的食物，比如蒸蛋羹、酸奶，再慢慢添加肉末、鱼糜等，根据肠道的接受情况，从半流食到软烂易消化的食物，从少到多，逐渐增加数量。至于什么时候能吃，身体会给你明确的信号，当胃部恶心的症状消失，能吃得下东西的时候，即便没觉得非常饿，也应该开始规律进食。

▶ 注意一些需要忌口的食物

腹泻期间在饮食上还有一些注意事项，这是需要遵守的！

腹泻期间应避免食用各种刺激性食物，比如辣椒、大蒜、洋葱、芥末、黑胡椒等。

腹泻期间还要避免食用生冷的食物，比如冷饮、雪糕、冰激凌等，以免促进肠道蠕动，加剧腹泻。如果要吃蔬菜和水果，最好也是熟吃，可以切得碎一点，煮得烂一些。

腹泻期间不要吃高脂肪的食物，油炒、油煎都不合适，油炸食物更要禁止，比如各种蛋糕、曲奇、派、油酥饼、油条等，还有香肠、培根、火腿、奶酪、烤串之类更要禁止。从烹调方法来说，尽量采用蒸、煮、炖等方式。

腹泻期间还要避免吃各种外卖、零食，特别是路边摊上售卖的食物，卫生条件不保证，很有可能让你的病情雪上加霜。

腹泻期间喝牛奶也要注意。牛奶中含有乳糖，腹泻期间消化道乳糖酶数量减少，乳糖不能得到分解，就会刺激肠道，加重脱水、腹泻等症状。

腹泻期间不要喝豆浆。豆浆中所含的低聚糖物质会促进肠道蠕动，加重脱水、腹泻等症状，对腹泻患者也不合适。

不建议腹泻期间吃甜食。甜食在制作过程中加了大量的白糖，在肠道发炎的状态下，消化蔗糖的“蔗糖酶”制造也会发生障碍，大量不能消化的蔗糖在肠道会造成脱水。

总之，发生腹泻后，一方面，要注意饮食上的营养补充，保证基本的营养供给；另一方面，要注意一些饮食上的禁忌，辛辣刺激、生冷的食物，以及牛奶、豆浆、甜食等暂时都不要吃，尽可能地减轻肠道负担，以利于尽快恢复。

感冒发热时，调整好饮食有助于缩短病程

感冒发热是我们每个人都经历过的事情，大家都知道，感冒后无论服用什么药，都要1～2周的病程。这期间，食欲会受到很

大的影响，胃肠功能也会随之降低，对食物的消化吸收能力也会有所减弱。因此，要格外注意调整好饮食，加强营养，这样才有助于缩短病程，缓解感冒带来的不适，更有益于身体康复。

▶ 饮水是头等大事

建议感冒期间要多喝水，喝水有利于缓解感冒症状。白开水、纯净水、矿泉水都可以，凉热随意，喝水的量一般要达到每日2000毫升或更多。

在感冒发热期间，喝水的数量比水的质量更关键。有时候，不爱喝白开水，也可以喝牛奶、酸奶、果汁，甚至是饮料都可以，选择自己喜欢的去喝即可。平日里不建议大家主动喝饮料，但在这时候是不反对的，因为此时和喝什么样的水相比，能够有效地摄入更多的液体才是最重要的。

除了喝水以外，还要多多喝汤。汤不仅能提供较多的水分，还能提供少量的营养素，排骨汤、鸡汤、鱼汤、菌菇汤、蔬菜汤、米汤、姜汤都可以。一碗热汤，能让人出出汗，有助于退热，同时还可缓解鼻塞、流涕、咽干、咽痛等感冒症状。

有一些习惯喝咖啡的人，在感冒期间多喝一两杯咖啡，也会觉得好受一些。还可以用维生素C泡腾片冲一大杯水喝。

感冒期间补充水分是头等重要的事情，要想办法补充水分。充足的水分更有利于加速体内的新陈代谢，缩短感冒的病程。

▶ 保证饮食均衡，加强营养

感冒期间一定会遇到食欲不佳、消化不良等症状，尽管如此，感冒期间还是要尽量坚持平衡的饮食，尤其是要保证奶类、蛋类、肉类和鱼虾等高蛋白食物的摄入量，以加强营养。

感冒时很多人会选择清淡的饮食，如白粥、白面条等。实际上，在感冒的时候，身体处于应激状态，糖类、蛋白质的消耗都会增加，反而应该加强营养，增加高蛋白食物的摄入量。如果食欲不好，可以考虑把食物做得容易消化一些，比如，将鸡蛋做成肉末蒸蛋羹，将肉馅或者蔬菜剁碎放在粥里，做成肉末蔬菜粥，或者做成半荤半素的饺子、馄饨，还可以做虾仁面条、西红柿鸡蛋面，等等。

除非实在吃不下，或者有较严重的胃痛、腹胀等情况，否则不能主动减少或放弃平衡膳食。

▶ 灵活安排进餐时间

在时间安排上，感冒期间的饮食适当灵活，不必非得一日三餐定时吃不可，可根据身体的情况合理安排。

患者可以根据体温变化来安排进餐。发热的时候，体温比较高，食欲缺乏，可以适当休息。当服药后体温下降的时候，基本可以恢复正常的饮食，这时候要趁着有食欲多吃一点儿，以便保证摄入充足的营养，增强对感冒病毒的抵抗力。

患者也可以根据身体的反映来安排进餐时间。在有食欲的时候尽量多吃一点儿，如果胃肠不适，就适当减少食物摄入，甚至每次也不必吃固定数量的食物，能多吃一口的时候就多吃一口，吃不下的时候就少吃一点儿。总之，以自己身体感觉舒适为宜。

感冒发热期间身体更需要补充能量和营养，要及时、适时进行补充，并且要注意保持水分的摄入充足，还要注意休息和睡眠，这些是缓解感冒症状的不二法宝。至于那些所谓的感冒期间的饮食禁忌，什么不能吃发物、不能喝凉水、不能吃鸡蛋等都是毫无道理的。

胃食管反流，需要调整饮食及药物治疗

胃部反酸、胃灼热（大家平时常说的烧心），这种情况通常与饮食和胃部的一些基础疾病有关系，不少人有此经历。常见原因是胃酸分泌过多，甚至发生胃食管反流的现象，很酸的胃液向上涌入食管，引起烧灼的感觉。还有一种常见情况是食管炎，如果食管炎症严重的话会非常难受，长时间的食管反流会导致患食

管癌的风险增加。

胃部反酸、胃灼热可以通过饮食调整以及服用药物进行治疗，尤其在饮食方面，适当调整可以缓解胃食管反流的症状。大家不妨尝试以下办法。

▶ 不要吃太饱

吃得越饱，胃里面食物越多，压力越大，越容易反流，最好的办法就是少食多餐，每次不要吃得太多、太快，应细嚼慢咽，这样可以有效减缓短时间内胃部的压力，可以缓解反流的症状。

▶ 不要吃太油腻的食物

油腻食物在胃内排空速度很慢，停留时间更长，也增加了胃食管反流的发生概率。包括一些油炸的食品、油腻的菜肴，还有碳酸饮料含有较多气体，都会加重反流症状。

▶ 尽量避免餐后立即锻炼

餐后运动，特别是使腹部压力增加的运动会加重胃食管反流，所以餐后要等一段时间，让胃内食物适当排空后再进行运动锻炼。

▶ 睡觉前 3 小时内不要吃东西

平躺后，胃里面如果有很多食物，更容易反流到食管，因此，在躺下睡觉时，务必保证胃里面没有食物。根据胃部排空的时间来推算，最好睡前3小时内不要吃东西。睡觉的时候也尽量不要平躺，最好抬高上身保持倾斜度，可以用特殊的楔形睡垫，利用重力原理让胃内食物向下进入小肠，这样就不会反流进入食管。

▶ 适当减肥

体重超标者胃部压力更大，胃内食物更容易反流回食管，那就需要适当减肥了。

此外，一些药物的副作用会加重反流症状，这需要咨询医生。

胃炎，既要“养”，也要“炼”

胃部疾病有很多种，而且容易复发，最常见的就是胃炎。胃炎是一种非常常见的消化系统疾病，和饮食不规律、饮食不当等有很大的关系。一旦胃部发生疾病，会影响整体食物的消化吸收，继而影响全身健康，没有一个强壮的胃，就很难拥有一个强壮的身体，人人都应该时刻做好自己的“保胃工作”！

▶ 胃部需要好好保养

胃对外界刺激非常敏感，尤其是在胃炎的急性发作期，如果防护不当，就会引发胃肠道疾病或使原有的胃病加重。在胃部疾病较严重期间，需要注意以高热量、高蛋白、高维生素、易消化的饮食为主，吃饭时应细嚼慢咽，同时还要做到少量多餐、定时定量，避免摄入粗糙、过咸，以及刺激性的食物，忌食生冷，戒烟戒酒。可以适当改善和提升烹饪的技术，精粮细作，让食物软硬适中，减少对胃部的刺激。这些都可以有效缓解胃炎急性发作期的不适症状。

▶ 养胃还要“炼”胃

你可能不知道，胃黏膜的自我修复能力很强，两三天的时间就能完成自我修复，这之后如果只是一味地呵护你的胃，其实并不利于胃功能的恢复。所以，对于胃炎患者来说不能一味忌口，还要适当对胃部进行一些锻炼。比如，在非胃炎发作期经常给予胃黏膜一些不是很强的刺激，如冷、热、硬、酸、辛辣等，只要不是太难受，都可以尝试一下。一些营养丰富的鱼、肉、蛋、奶、粗杂粮、坚果、新鲜蔬菜和水果等食物，即使硬一些、凉一些，也应该循序渐进地尝试着吃一些，不要过于忌口。也可以在能忍受的范围内，尝试着喝温水，再到喝凉水，甚至可以尝试吃一点儿冰镇的西瓜。

适当的锻炼可以让胃更健康，让胃具有更强的防御强刺激的能力，但锻炼胃要适度，不能过头。所谓“适度”，是指以不出现胃痛或胃胀等明显症状为前提。如果哪怕吃一点点冷的、硬的或粗糙的食物都会觉得胃部不适，这通常意味着胃病较重，应尽早就医治疗。

需要注意的是，锻炼胃部的目的是避免因胃部疾病而导致不能正常吃一些有营养的食物，而有一些徒有刺激却无营养的食物，如酒、冰激凌、甜饮料、腌制食物、咸菜、高盐食物等，还是不吃为佳。

▶ 摒弃伤胃的饮食习惯

有一些不良的饮食习惯会加重胃部疾病，要注意摒弃这些不良饮食习惯。

首先，杜绝吃特别烫的食物或饮品。通常60℃以上的高温会损伤食道黏膜和胃黏膜，诱发炎症，并增加患胃癌的风险。

其次，避免酒精的摄入。酒精是胃黏膜的大敌，许多喝酒过量的人容易出现胃出血，最后住进医院。

最后，不要经常饥一顿、饱一顿。这个习惯不但对胃不好，也不符合基本的饮食原则。

说到底，胃部疾病既要给予一定的保护，又要给予适当的锻炼刺激，“保胃战”和“锻炼胃”之间要有一个平衡，要根据实际情况适度选择，最终的目的无非就是让自己拥有一个健康的胃，只有胃部健康，才能保证可以吃多样化的食物，摄入更均衡，从而保证营养更加全面充足。

腹泻、感冒发热、胃部不适都是日常生活中我们经常会遇到的一些小病，虽然问题不严重，但也需要引起重视。如果处理不好，很可能因小失大，对我们的身体产生较严重的影响。不要因为小病就不在乎，这时候更要注重营养，更应该尽量保持平衡膳食，这样才有利于疾病康复，让自己拥有一个健康的身体。

关键词解析

●流食

流食是一种呈液体状态，或在口腔内能融化为液体的食物，它更易于吞咽和消化。流食适用于极度衰弱、无力咀嚼食物的重症患者。

● 半流食

半流食是一种比较软烂、易消化、易咀嚼、含粗纤维少、无强烈刺激、呈半流质状态的食物。半流食适用于发烧、咀嚼吞咽困难及急性消化道炎症，手术前后以及病情危重的病人。

● 胃食管反流

胃食管腔因过度接触或暴露于胃液中而引起的胃内容物反流至食管的现象称为胃食管反流。

关键营养信息

❶ 大多数便秘都是功能性的，是肠道对食谱过于精细、食物摄入量太少或者饮水不足的“正常”反应。

---

❷ 发生腹泻时，一方面，要注意饮食上的营养补充，保证基本的营养供给；另一方面，要注意一些饮食上的禁忌，辛辣刺激、生冷的食物，以及牛奶、豆浆、甜食等暂

时都不要吃，尽可能地减轻肠道负担，以利于尽快恢复。

❸ 在感冒发热期间，喝水数量比水的质量更关键。

❹ 感冒期间要尽量坚持平衡的饮食，尤其要保证奶类、蛋类、肉类和鱼虾等高蛋白食物的摄入量，以加强营养。

❺ 胃部疾病既要给予一定的保护，又要给予适当的锻炼刺激，“保胃战”和“锻炼胃”之间要有一个平衡，要根据实际情况适度选择，最终的目的无非就是让自己拥有一个健康的胃，只有胃部健康，才能保证可以吃多样化的食物，摄入更均衡，从而保证营养更加全面充足。

TEN

第

10

讲

补好营养，不怕手术

手术后饮食不当，造成术后康复时间延长，生活质量下降，甚至出现恢复效果差或并发症等，在临床上并不少见。

曾经有一位40多岁的胃部全切的胃癌患者给我留下了特别深刻的印象。我接触到她的时候是在她术后45天，患者身高165厘米，体重80斤，80斤！不是公斤，非常瘦；血红蛋白83，中度贫血，明显的营养不良。经过初步的膳食调查，我了解到这位患者术后出院时体重是92斤，由于胃部全切，出院后一直吃流食，家人给准备的食物主要是各种米粥，偶尔喝点儿果汁，不敢吃肉类，担心油腻，不敢吃蔬菜，怕拉肚子。吃了一个月的粥，导致患者体重持续下降，其间有两次下床后头晕摔倒，然后就一直卧床不起。

俗话说，“三分治，七分养”，像这样术后饮食不当，必然会影响身体康复进程，甚至给身体造成“二次伤害”。重大疾病术后的康复，很大程度上都离不开营养的支持。吃得合理，营养跟上了，疾病治疗的效果才会理想；吃不好，吃得不够营养，康复的可能性自然会变小。这一点应该成为基本常识，许多人也确实意识到了，只不过在怎么做才算合理这点上并不得法。

走出术后饮食的误区

▶ 术后喝粥要看情况

像我前面提到的胃癌术后的患者一样，米粥算是最常见的“病号饭”了，家属和患者都认为手术后要喝白米粥、小米粥等粥类，不吃肉、不吃鱼，以粥为养。很多病人主动放弃米饭等正常的固体食物，餐餐喝粥，以为这样有利于恢复，其实并非如此。许多手术都可能是很严重的创伤，恢复期应该加强营养才对，恢复期需要更多的蛋白质、维生素、矿物质等营养物质，把受破坏的机体组织重新修复好，把手术期丢失的血液重新制造出来。显然，长时间只喝粥是行不通的。

粥确实进食方便，容易消化，在特定的时期、特定的情况非常适合病人吃。比如，刚做完手术后的前两顿饭，病人食欲不好，进食也不方便，需要吃流质食物，这时粥自然就是首选。

一些患有胃肠炎、严重消化性溃疡、胰腺炎、严重肝炎等消化功能不佳的胃肠道疾病患者，以及一些极度衰弱的患者，可以适当喝粥。但对胃肠道消化功能正常的其他患者来说，就没必要天天喝了。

即便不喝粥，大多数患者也会选择吃一些容易消化的流质食物，如汤面、面条、软饭等，这些食物的确容易消化，不增加胃肠负担，但是和喝粥一样，它们不能提供充足的蛋白质，难以满足患者康复的需要。

▶ 喝骨头汤不如吃肉

比喝粥更糟糕的是，许多家属还给患者专门准备各种汤，最常见的就是骨头汤，大家认为骨头汤高钙，营养丰富。其实，用骨头熬煮成的奶白色的汤，里面多是脂肪，而且还多是饱和脂肪酸，不容易消化，非常不适合术后或危重患者虚弱的胃肠道。

骨头汤的营养价值尚不及牛奶的1/10，大多数的骨头汤里仅有少量的氨基酸和矿物质等营养成分，对无法正常进食的患者而言，这是远远不够的。所以，即使病情只允许吃液体食物，骨头汤也肯定不是好的选择，像牛奶、米汤等都比骨头汤更好些。如果进食条件允许的话，喝汤不如吃肉。

对于纯粹的骨头汤来说，大量的脂肪会让食欲不佳的病人更没有食欲，再加上没多少其他营养，实在不是术后饮食的好选择。

▶ 发物不是禁忌

不知道从什么时候开始，民间流传着这么一个说法：术后恢复的患者不宜吃发物，容易使伤口感染，影响伤口愈合。

在不同的地方，发物的种类也不尽相同，比较常见的所谓发物有鱼虾、羊肉等，有些地区，香菜、葱、姜、蒜等调料也是发物，甚至牛奶也进入了发物的行列。这样细数起来，如果术后吃发物不利于身体恢复，那就真的只能喝粥了！

但是，事实恰好与这种民间说法相反。鱼虾、肉等所谓的发物，都是高蛋白食物，只要患者平时对这些食物不过敏，就无须忌口，都是可以吃的。目前没有任何证据证明所谓的发物影响伤口愈合，也没有任何临床指南建议不要吃这些食物。

▶ 术后进补不要走偏

与发物的禁忌相类似的，是追求一些特殊补品而忽略日常食物的营养摄入。这就走向了另外一个极端。在我进行术后饮食营养咨询的时候，患者最爱问的就是，能不能吃这个，能不能补那个，出现频率最高的莫过于海参、鲍鱼，人参、灵芝、阿胶、猴菇、燕窝、甲鱼汤等，很多人认为这些食物含有一些特别的成分，能大补，可以迅速改善患者术后的身体状况。其实这么做方向就走偏了。

大家热衷的补品，即便有健康益处，其机理也比较模糊，如果想发挥其作用，也要建立在基础营养素充足的基础上。蛋白质、维生素、矿物质等营养素是“地基”，在这个坚硬的“地基”之上，用些补品或许会有锦上添花的效果。如果只重视了这些食物的补充，而偏离了平衡膳食的核心，相当于建造没有地基的空中楼阁，对身体恢复并无益处。

术后正确的饮食管理

▶ 优质蛋白质是改善愈后的利器

手术本身就是一种创伤，要想复原，第一个离不开的就是优质蛋白质。要保证充足的蛋白质，尤其是优质蛋白质，就要多吃奶类、蛋类、肉类、鱼虾和大豆制品。充足的蛋白质摄入可以改善预后，让病人身体更快得到恢复，这一点对大手术患者尤其重要。

当机体处于应激、创伤或感染状态时，急性期蛋白合成增加，患者的蛋白分解增多，必需氨基酸需求量会相应增加，而充足的蛋白质能增加肌肉蛋白、肝脏急性期蛋白、免疫系统蛋白的合成，减少机体蛋白的净丢失，这有助于加速术后伤口愈合，促进身体复原，缩短住院时间，减少并发症，提高生活质量等。

所以，充足的蛋白质供给对患者的预后是十分重要的。如果食物里蛋白质的供应不能满足需要，那身体就会从其他部位去拆去借，难以达到身体对蛋白质的需求。

▶ 根据体重确定蛋白质摄入量

蛋白质吃到多少才算多、才够数呢？

手术患者的每天蛋白质摄入量，应该达到每千克体重1.5克～2克，这是中华医学会肠外肠内营养学分会刚刚发布的《成人围手术期营养支持指南》所推荐的，是目前最权威的指导。

假设一个手术病人，体重60千克，按每千克体重1.5克蛋白质计算，全天应该吃90克蛋白质；如果按照每千克体重2克蛋白质计算，那全天就要吃120克蛋白质。90克或120克蛋白质是什么概念呢？这大概是普通健康人每天所需蛋白质的1.5～2倍。

对于普通人来，每天蛋白质的摄入量大概60克就够了，而手术后患者要吃到90克～120克。我们取中间值100克蛋白质为例，给大家看看到底要吃多少鱼、肉、蛋、奶才能达标。

大家现在不妨拿出笔来，跟我一起计算一下，比如：

每天吃250克主食，大约可以提供25克蛋白质；

2个鸡蛋，大约可以提供12克蛋白质；

300毫升奶，大约可以提供10克蛋白质；

100克瘦肉，大约可以提供20克蛋白质；

100克鱼虾，大约可以提供18克蛋白质；

120克豆腐，大约可以提供10克蛋白质；

蔬菜等其他食物，大约可以提供5克蛋白质。

以上这些食物，一共才能提供100克蛋白质！和普通人相比，手术前后的病人食谱中高蛋白食物要多得多，这样一个高蛋白的食谱计划，大致均匀地分配到三餐当中，相当于每餐都有30多克蛋白质摄入，基本就可以满足手术后病人的需要了。

要满足每餐30克的蛋白质摄入，不光需要足够好的胃口，还需要有意识地多吃高蛋白食物。高蛋白食物的典型代表就是鱼、肉、蛋、奶，以及大豆制品。这种意识很重要，要是饭量有限，就要优先食用高蛋白食物，比如，剩了一口米饭和一块肉，自然是优先吃肉。

为了帮助病人很好地完成这个任务，尤其是那些做完手术不太久的病人，在食物的制作上不妨下点儿功夫，比如，把食物做得容易消化些，可以把煮鸡蛋做成鸡蛋羹，把肉类做成肉馅、肉泥、肉饼、肉丸，把鱼虾做得细嫩一些，等等。

▶ 必要时可用乳清蛋白粉补充

有些患者术后食欲很差，有些患者原本身体基础就差，饭量很小，还有些患者患的就是消化道疾病，术后不允许吃太多，等等。

上述情况通过饮食均难以达到100克蛋白质的摄入量，那怎么办呢？可以考虑增加点儿特殊医疗用途的配方食品，或者在正常饮食之外补充点儿蛋白粉，增加病人的蛋白质摄入量。

以前经常有人问我，去医院探望病人带点儿什么补品比较好，我的建议都是蛋白粉，而且是乳清蛋白粉。

有一些特殊的疾病，比如胃部手术，患者很长一段时间不能正常吃饭，医生通常会建议患者选择一些高蛋白营养制剂来补充，或者注射一些氨基酸注射液。当然，这些是医生会考虑的问题，作为家属和患者要有补充蛋白质的意识，对于医生建议使用的一些必要营养补充要理解和支持。

▶ 蛋白质补充持续整个围手术期

不光是术后增加蛋白质摄入有利于病人康复，现在的研究还表明，从手术之前开始增加蛋白质摄入量，手术预后效果会更好。这个理念是不是突破了我们以往的认知？在我进行私人营养咨询的时候，有数位患者都是在术前找到我的，当时患者的本意是希望我给予术后饮食上的指导与支持，我当即告诉他们，不必等到术后，在术前的准备阶段，从决定接受手术治疗的那一刻开始，一直持续整个治疗期间，都需要重视蛋白质以及其他营养补充和饮食调整。

除了突发情况之外，医生会提前跟患者确定治疗方案，协调手术时间，在医生做手术前期准备的时间里，患者不应无所事事，也应有所准备，该做的就是开始增加蛋白质摄入，尽可能多吃一些高蛋白质食物，如蒸蛋羹、脱脂奶、低乳糖奶、瘦肉、鱼虾和大豆制品等。如果还在以清淡饮食为手术饮食标准，以面条、米粥、汤、果蔬汁等食物迎接手术，那就完全错了。

▶ 维生素和矿物质补充不可少

术后病人的营养加强，除了蛋白质之外，也要注意维生素和矿物质的补充。人在健康状态下不易察觉体内各类营养素的缺乏，但是一旦人在创伤等应激状态下，对于营养素的需求就大大增加，如果没有充足的供给，就会影响身体康复。比如，维生素A，人体细胞的分裂离不开它，身体组织的愈合自然也离不开它；维生素D，如果术后长期卧床接触不到足够的阳光，也可能带来维生素D的缺乏，维生素D不光跟骨健康有关，对人的精神状态、免疫力的增强也至关重要；更不用说，手术失血，术后机体自然要加快血红蛋白的制造，这样铁、维生素B_{12}和叶酸等维生素的需求也会大大增加；维生素C对胶原蛋白的合成作用很大，会影响伤口的愈合和免疫系统的活性；锌也至关重要，锌的缺乏会使伤口愈合变慢，免疫力低下等。

从食物上来说，蔬菜、水果、粗杂粮是维生素和矿物质的主要来源，尤其要多吃深色绿叶菜，水果也要多吃深颜色的，主食尽量用粗杂粮和全谷物代替精米精面。这些食物不光提供维生素和矿物质，还含有大量的膳食纤维，对于卧床导致的便秘问题也会有很好的缓解作用。

在患病的特殊情况下，食物摄入量可能会有所减少，但由于营养素的需求增加，因此适当做一点儿营养素补充是非常明智的，可以咨询医生或者营养师，适当选用些维生素和矿物质的营养补充剂。

▶ 术后营养补充得如何体重说了算

术后病人的饮食，在突出高蛋白的同时，更要兼顾正常的膳食结构，要追求营养的最大平衡，还要追求能量的适量供给。术后病人的膳食是否合理，体重就是一个很好的指标。最需要预防的就是体重的下降，但是也不要走上另一个极端，恢复期体重的增加只是增加了脂肪，这反倒是我们不想看到的。体重维持稳定或稍微增加就行，这说明营养的供给充足但不过分，如果术后胖了很多，那就说明能量供给有点儿超标了。

术前术后饮食禁忌

要说术前术后饮食有什么禁忌的话，那一定是注意戒烟限酒。酒类包括白酒、啤酒、红酒等，过度饮酒会使食欲下降，食物摄入减少，甚至酒精和药物还可能会发生相互作用。因此，患者在治疗期间最好不要饮酒。

此外，一些消化道疾病的患者，在手术前后要注意不要摄入过于辛辣刺激的食物。

不要食用营养价值比较低的薯片、饼干、甜饮料等零食。患者在疾病期间，食欲不佳，胃容量也有限，一定要优先供应营养价值比较高的食物，否则吃进去的食物质量都很低，所获得的营养素不够全面，是无法起到营养康复作用的。

正常人也好，术后患者也罢，都是靠食物提供的营养素来保持机体健康，靠营养来进行机体修复。术后饮食营养不足，那等于是前方打仗后勤没有保障。要想在术后尽快让身体恢复如初，必须因地制宜地合理搭配饮食。必须想方设法，通过各种方式、各种途径，把该吃的食物吃进去。在这个过程中，应注意观察病人对食物的反应，如果吃了之后有胃肠不舒服的感觉，或者有其他不良反应，要及时调换品种，或者调整烹调方法、进食方式等。加强术后饮食和营养，无论是患者，还是家属，乃至医生，都有义不容辞的责任，需要共同努力才能加快疾病康复。

关键词解析

●围手术期

简单地说，就是从手术前到手术后的时间段。它是从患者决定接受手术治疗开始，至康复出院的全过程，包括术前、术中和术后三个阶段。

●食谱

按合理营养要求而安排的膳食计划，即根据用膳者生理的或病理的，对能量与营养素需要量、饮食习惯和当地食物的供应情况，制订一定时期内的饮食计划方案，时间可以是一日或一周，饮食计划内容包括每餐主食和副食品的种类、数量、搭配及其烹调方法等。

●高蛋白饮食

高蛋白饮食是一类每日蛋白质摄入量超过每日总能量的20%或者1.5g/（kg·d），但一般不超过每日总能量的30%或2.0g/（kg·d）的膳食模式。

肠内营养

肠内营养（enteral nutrition，EN），指经消化道提供营养素。

关键营养信息

❶ 手术是一个很严重的创伤，恢复期应该加强营养才对，长时间只喝粥是万万不行的。

❷ 骨头汤里仅有少量的氨基酸和矿物质，无法满足围手术期病人的营养需要。

❸ 鱼虾、肉等所谓的“发物”，都是高蛋白食物，只要患者平时对这些食物不过敏，就无须忌口，都是可以吃的，没有临床指南建议不要吃这些食物。

❹ 和普通人相比，手术前后的病人食谱中高蛋白食物要多得多，必要时可用乳清蛋白粉补充。

❺ 病人的膳食是否合理，体重就是一个很好的指标。最需要预防的就是体重的下降，但是也不要走上另一个极端，体重超标也不是好事。

❻ 术后患者都需要注意戒烟限酒。

ELEVEN

第

11

讲

肿瘤患者饮食宜与忌

很多人患病后对一日三餐的饮食安排毫不重视，甚至可以说一点儿都不在意，可对孢子粉、海参等营养品却十分上心。

患病之后能想到加强营养这是对的，只不过加强营养的方式应该是好好吃饭、合理搭配饮食，而不是求助于补品或者保健产品，更不是把某些食物当成药物来用。营养支持对肿瘤患者尤为重要，它直接关系着肿瘤治疗的成败，营养摄入良好的肿瘤患者生存期明显好于营养不良的患者。美国肿瘤患者的五年生存率能达到65.8%，但是中国的却仅为22%，导致这个巨大差异的原因之一就是营养支持治疗。中华医学会的统计数据显示，获得积极营养治疗的恶性肿瘤患者不足10%。

上述生存率的数据表明，国内肿瘤患者的营养支持状况并不乐观，原因在于国民对营养支持的理解不到位，对怎么去做也不得其法。

合理饮食意义重大

肿瘤患者的营养支持要靠一日三餐的日常饮食来实现。2018年，卫健委发布了《恶性肿瘤患者膳食指导》，建议肿瘤患者：吃好蛋白质，控制主食，食物多样，多吃蔬菜水果，适当运动，维持适宜体重。这样才能既维护了患者的正常生理功能，又选择性“饥饿”肿瘤细胞，抑制或减缓肿瘤的发展进程。

▶ 蛋白质是重中之重

蛋白质对肿瘤患者至关重要，肿瘤患者要优先吃好蛋白质食物，这是对肿瘤患者饮食的第一条建议。肿瘤患者对蛋白质的需求比普通人高很多，普通人的推荐标准是每千克体重1克蛋白质，而肿瘤患者的需求是每千克体重1.2克～1.5克，如果病情更严重，需要的蛋白质会更多，最多可以达到每千克体重2克。

假设某患者体重60千克，则其每天蛋白质需求量为72克～90克，如果病情严重的话，那蛋白质的需要量将达到120克。

富含蛋白质的食物主要是鱼、肉、蛋、奶、大豆制品和坚果。为了保证蛋白质的充足供应，这些种类的食物要多吃一些。在保证患者蛋白质需求被100%满足的前提下，应该丰富蛋白质食物的品种，上述的鱼、肉、蛋、奶、豆制品和坚果都要吃一些。

▶ 优先选择鱼类和海鲜

在众多优质蛋白质食物中，最值得推荐的是鱼虾类。民间有一种说法，鱼虾是发物，对肿瘤患者有不良影响。这是谣言。实际上，鱼虾对肿瘤患者来说非但不是禁忌，反而十分值得推荐。与其他动物性的食物相比，除了优质的蛋白质，鱼虾中所含的DHA和EPA对改善血脂、防治心脑血管疾病及预防肿瘤有益。比如，三文鱼、金枪鱼、沙丁鱼等这些深海富脂鱼的DHA和EPA含量特别丰富。推荐肿瘤患者每周吃3次以上鱼虾，如条件允许，可以每天都吃点儿鱼虾。

对普通人来说，每天鱼虾的摄入量为40克～75克，肿瘤患者也不能低于这个数值，这相当于每天50克左右的鱼虾摄入量。如果做不到每天食用，可以每周食用3次，同时增加单次鱼虾的摄入量，从而保证每周能够达到280克以上。

▶ 精挑细选禽畜肉

禽肉也是理想的高蛋白质食物，但是要限制畜肉和加工肉类的摄入。鸡、鸭、鹅等禽类的瘦肉，和鱼虾类一起被称为“白肉”。白肉的蛋白质含量丰富，饱和脂肪酸和胆固醇含量也较低，建议肿瘤患者每天吃50克左右。

相比而言，红肉，也就是猪、牛、羊等畜肉类，要适当限量摄入。有一些研究表明，过量红肉的摄入与癌症患病率有关，建议肿瘤患者每天红肉摄入量不超过50克。并且在畜肉的选择上，也要注意以瘦肉为主，比如精瘦肉、里脊肉、瘦牛肉、瘦羊肉，可以避免大量饱和脂肪的摄入。饱和脂肪摄入量超标，会导致肥胖、心血管疾病等高发，也不利于某些癌症的病情。所以在不能将高蛋白质食物吃全的时候，不建议用红肉来代替其他蛋白质食物。

肿瘤患者不要吃加工肉制品。世界卫生组织（WHO）下属的国际癌症研究机构（IARC）、世界癌症研究基金会（WCRF）和美国癌症研究所（AICR）发布的致癌物清单中都包括加工肉类。常见的加工肉类制品有香肠、火腿、培根、腊肉、腊肠、烤肠、熏肉、午餐肉、腌肉等。这些食物不但营养价值偏低，还含有许多食品添加剂，其中一些还是比较高危的致癌物。因此，肿瘤患者应该尽量减少食用。

就营养和健康而言，也不建议肿瘤患者吃烧烤和熏烤肉类，比如，烤羊肉、烤牛排等，会产生多环芳烃和杂环芳烃等有害物质，这都是最早被认定的最重要的、数量最多的化学致癌物。

▶ 蛋类值得推荐

关于蛋类的传言甚多，如鸡蛋是发物、肿瘤患者不能吃鸡蛋等，但这些说法并无科学依据。相反，蛋类如鸡蛋、鸭蛋、鹌鹑蛋等，不仅营养全面，更是优质蛋白质的良好来源，对于肿瘤患者来说，十分值得推荐。

蛋类最好采用煮或蒸的烹调方式，这样营养流失少，易于咀嚼和消化，是最值得推荐的吃法。同时，蛋类还可以和面、做成饺子馅、做蛋花汤等。蛋类的吃法中煎蛋是最不可取的，容易破坏营养不说，还增加了脂肪的摄入。

肿瘤患者可以每天吃1～2个鸡蛋。如果在整体的饮食结构中缺少了其他种类的高蛋白质食物，还可以用蛋类来进行弥补，非常方便。

▶ 奶类不是禁忌

至于奶类，有许多肿瘤患者不敢喝，担心会再次诱发肿瘤。其实，大可不必担心。目前并没有充分的科学依据证明奶类对肿瘤有促进作用，反而奶类中的优质蛋白质是肿瘤患者身体之必需，还富含对骨骼健康至关重要的钙。肿瘤患者应该养成喝奶的好习惯，每天应摄入300毫升左右的奶或者等量的奶制品。

至于品种的选择，推荐优先选择低糖或者无糖的酸奶，纯牛奶、鲜牛奶、奶粉等也是不错的选择，但尽量不要选择含糖量比较高的含乳饮料。

▶ 大豆制品不可或缺

大豆及其制品是优质蛋白的重要来源，对于鱼虾、肉类摄入不足的肿瘤患者，应该增加豆制品的摄入量。黄豆不仅富含优质蛋白，还具有其他非常独特的健康价值，比如，它所含的膳食纤维、卵磷脂、低聚糖、甾醇、皂苷等，具有预防心血管病、抗衰老、提高免疫力、抗癌等重要作用。这是肉类或奶类所不具备的，也是它们无法取代的。

豆制品的种类很多，豆腐、豆腐干、豆腐丝、豆腐皮等可换着花样吃。比如，早餐安排豆浆，午餐或者晚餐可以食用豆腐、豆腐丝炒菜，晚餐一家三口一块豆腐（300克）就是一盘菜肴。这样做既可以变换口味，又可以满足营养需求。

但是需要注意的是，大豆里含有异黄酮，这是类雌激素成分，原型大豆制品，比如豆浆或者煮黄豆等，不推荐给乳腺癌、子宫癌患者。

▶ 坚果食用方便

大多数坚果如核桃、葵花子、大杏仁、松子、花生、开心果等，都是高蛋白、高脂肪、少糖的食物，同时坚果还富含膳食纤维、维生素E、B族维生素、钾、钙、镁、铁、锌等，以及甾醇、叶黄素等植物化学物质，对肿瘤患者有益。

对于肿瘤患者来说，可以根据个人体重情况决定多吃或少吃坚果。体重偏轻的肿瘤患者可以适当增加坚果的摄入量，但如果体重超标或者肥胖，就要控制坚果的摄入量，应少量食用。

坚果食用方便，可以直接当零食食用，也可以用来搭配到菜肴里，或煮在粥里，或用来打豆浆，或用来拌沙拉。在这里为大家推荐一种方便省事的吃法：把亚麻籽、芝麻、葵花子和南瓜子打成粉末装在密封罐里，每天一勺，可以直接吃，可以掺在粥里，也可以和米糊一起冲泡，随餐吃、加餐吃，都很方便。

▶ 乳清蛋白粉的补充

涉及消化系统的肿瘤患者，无法摄入更多的食物，无法通过正常饮食达到高蛋白的饮食建议，这种情况下可以用乳清蛋白粉来保证蛋白质的供应量。每天可以通过2～3次的加餐来补充，每次取用10克～15克蛋白粉，可以把蛋白粉冲水喝，也可以加入米粥里，或者做馒头的时候掺在面粉里都行。

如果病人存在进食差的情况，可以在医生的指导下选择高蛋白型的营养制剂，可以同时补充能量和蛋白质，这些补充剂在医院的营养科都能够买到。

总之，要记住一个原则，肿瘤患者要优先吃好蛋白质，无论是通过鱼、肉、蛋、奶这些普通的食物也好，还是用蛋白粉、肠内营养制剂来进行补充也好，一定要保证足够的蛋白质数量，最好各种高蛋白食物一应俱全，如果缺少其中一种，其他种类则要适当加量，作为补充。例如，如果不喝奶，那就要每天多吃一个鸡蛋，如果不吃豆制品，就多吃一点儿鱼虾。保证蛋白质100%的供应，这对肿瘤患者术后恢复或者改善病情来说至关重要。

▶ 蔬果是日常饮食的重要组成部分

蔬菜要保证数量

如果肿瘤患者保证充足蛋白质食物之后，饭量还有余力，鼓励肿瘤患者多吃蔬菜，至少保证每天500克蔬菜摄入量。

比较推荐的蔬菜是十字花科蔬菜，这类蔬菜的抗癌、防癌作用尤其突出。原因在于此类蔬菜中含有一类被称为“葡萄糖异硫氰酸盐”的物质，这种物质经烹调之后转化为“异硫氰酸酯”，具有一定的抗癌作用。常见的十字花科蔬菜有小白菜、大白菜、菜心、甘蓝、西蓝花、油菜、大头菜、萝卜等。

富含菌类多糖的菌类蔬菜营养价值也非常独特。菌类多糖对提高免疫力、调节血脂、抗肿瘤等有一定的帮助。常见的香菇、金针菇、黑木耳、猴头菇、蟹味菇、松茸、杏鲍菇等营养作用大致相仿。建议肿瘤患者增加日常食用菌的摄入量，菌类蔬菜可以在日常菜肴搭配中作为配菜，也可以煲汤、凉拌，还可以入馅。

富含低聚糖的蔬菜也能够降低多种癌症发病的危险性，常见的有大蒜（黑蒜）、洋葱、芦笋、牛蒡（菊苣、菊粉）等。

除了一些具有预防肿瘤、抗肿瘤作用的蔬菜之外，大部分的蔬菜富含多种维生素和矿物质。比如，绿叶蔬菜是维生素B_2和钾的重要来源，胡萝卜、西红柿等深色蔬菜中含有非常丰富的胡萝卜素，青红椒等维生素C的含量比水果还丰富，对于保证人体全面的营养不可或缺。

总之，每天食用新鲜蔬菜，保证蔬菜摄入的数量，是肿瘤患者饮食非常重要的组成部分。

水果摄入可以随意些

对肿瘤患者而言，水果也是有益的。水果中含有丰富的抗氧化物质，如维生素C、胡萝卜素、花青素、类黄酮等，它们不仅可以提供必要的营养，还能延缓癌症的复发、发展。在水果的选择上，可以根据自己的喜好随意选择。

众多水果中，比较值得推荐的是果肉颜色特别深的水果。比如，果肉呈深黄色或红色的橘子、杧果、橙子、杏等，这类水果含有较多胡萝卜素，抗氧化作用较强；果肉呈紫色或深红色的蓝莓、桑葚、樱桃、草莓、葡萄、石榴等，这类水果富含花青素，抗氧化能力更胜一筹，也十分值得推荐。

《中国居民膳食指南（2016）》推荐普通成年人每天吃200克～350克水果，相当于一个中等大小的苹果，肿瘤患者同样适用。吃水果的方式有很多，建议肿瘤患者选择食用新鲜的水果，避免果汁、水果饮料、水果罐头等水果制品。

▶ 限制碳水化合物的摄入

适当减少碳水化合物的摄入，可以起到抑制肿瘤发生，减缓肿瘤细胞扩散的作用。对肿瘤患者而言，既要维持患者正常的生理功能，又要选择性地“饥饿”肿瘤细胞。这个“饥饿”不是让患者少吃饭饿着自己，而是减少肿瘤细胞的能量供给，主要体现在限制碳水化合物上，一是限制精制糖的摄入，二是少吃主食，三是主食要加粗减细。

限制碳水化合物，应限制精制糖的摄入。精制糖主要有白糖、红糖、葡萄糖、蔗糖、蜂蜜、各种糖浆等，它们主要存在于饮料、甜点里面，这些食物含糖量高，能量高，营养又很单调，肿瘤患者尽量就不要吃了。

肿瘤患者主食也得限量。对于一个60千克体重的肿瘤患者来说，每天200克的主食就足够了，比正常人每天250克主食的摄入量要稍微少一些。

肿瘤患者在主食的选择上也要进行一下优化，鼓励用粗杂粮来代替细粮。因为高血糖能升高胰岛素和胰岛素样生长因子的水平，会促进肿瘤细胞的增殖。粗杂粮的升糖指数低，粗杂粮代替细粮，可以将血糖控制在较低水平，有利于控制肿瘤细胞的增殖。比较推荐的粗杂粮包括杂粮米饭、糙米粥、杂粮粥、全麦馒头、全麦面包、全麦面条、玉米面、玉米碴、玉米糁、燕麦片、燕麦粒、小米、大麦粒、红小豆、绿豆等。相比而言，白米饭、白米粥、米粉、白馒头、白花卷、白面条、白面包就差很多，这类主食会让血糖快速升高，所以需要限制摄入。

有人担心主食吃少了会饿肚子，这种担心是没有必要的。肿瘤患者以高蛋白食物为主，外加多吃蔬菜和水果，把主食换成粗杂粮，这些都能增加饱腹感。

▶ 精选油脂

肿瘤患者饮食可以适当多一些脂肪。根据《恶性肿瘤患者膳食指导（2017）》的建议，脂肪要占总供能比的35%～50%，比普通人要多10%～20%。

我们知道，主食、蛋白质和脂肪是提供能量的食物，对普通人而言，主食大约提供50%的能量，蛋白质提供12%～15%的能量，脂肪提供剩余的25%～30%。而肿瘤患者要多吃蛋白质，少吃主食（供能占总能量的35%～50%），这就造成脂肪的需要量有所增加。

日常饮食中脂肪的主要来源是食用油，远远超过鱼、肉、蛋、奶中所提供脂肪的总和，所以食用油的选择将决定摄入脂肪的品质。对于肿瘤患者而言，推荐多吃富含油酸的橄榄油和茶油，以及富含α-亚麻酸的亚麻籽油、紫苏籽油和核桃油，这些食用油中的ω-3多不饱和脂肪酸和ω-6多不饱和脂肪酸对肿瘤患者有益。

总体来说，肿瘤患者的饮食原则要重视食物多样化，优先吃好鱼、肉、蛋、奶等优质蛋白质，保证充足蛋白质的前提下，适当增加脂肪的摄入，减少主食，限制精制糖的摄入，同时多吃蔬菜和水果。

肿瘤患者要维持适宜体重

要想知道肿瘤患者吃得好不好、够不够，有一个非常简单而又直观的判断方法，那就是监测肿瘤患者在一段时间内是否能够维持合理的体重。癌症晚期患者往往会陷入“恶病质”的状态，体重急剧下降同时伴随着免疫力的衰落，严重威胁着患者的生命。所以，提供充足合理的营养支持，在表象上就是能维持患者适宜的体重。这就是为什么肿瘤患者要关注体重的原因，是以体重为指标来衡量营养支持是否到位。

从另一个角度说，体重不光反映患者的饮食状况，短时间内体重明显减轻，也是病情进展加速的表现。肿瘤的治疗副作用还是比较大的，手术和放疗、化疗不仅增加机体代谢，又影响进食，体重有所下降在所难免，我们要做的就是尽量去避免身体过瘦和体重下降过快。

▶ 经常称量体重

肿瘤患者要养成经常称体重的习惯，至少要每2周称1次，并把体重记录下来，这是肿瘤患者日常养护的必备功课。体重的增减不仅可以作为饮食是否合理的检验标准，也为下一步饮食调整提供指导方向。如果体重维持得还行，那就说明之前吃得不错，继续按照现有饮食方案吃下去。如果体重下降了，那就说明吃的能量少了，进食的能量不能满足身体的需求，那么接下来就要增加能量的摄入量。如果出现体重急剧下降的情况，那很可能是疾病恶化的信号。

▶ 体重丢失率不超过 2%

肿瘤患者的体重有一个警戒线要特别注意，就是体重丢失率不要超过2%。所谓丢失率，就是减少的体重跟原来体重的比值。

有的时候患者会出现一定程度的体重下降，但是一定要避免下降过多，底线就是不超过2%。假如患者的原始体重是65千克，一段时间之后体重下降了3千克，那这时候体重下降率为4.6%，无论这些体重下降的时间长短，都需要引起重视。当然，如果是患者原来太胖，超出标准体重太多，主动减肥的情况除外。

如果已经出现了太瘦或者体重下降过快的情况，要立即采取更积极的手段，比如，增加三餐进食量，多选固体食物，少选粥、汤，多选高能量食物，如鱼、肉、蛋、奶、主食、油脂、坚果等，适当减少蔬菜、水果。

要有意识地加餐，不要等饿了才吃，随时吃自己喜欢的食物，哪怕不那么健康的食物。每隔一小段时间就用餐，不用理会进餐时间，只要有食欲就要多吃。要注意停止运动或者降低运动锻炼的强度，这也有助于恢复体重或者改善体重下降过快的态势。

如果已经增加了很多能量的摄入，但体重下降的问题还是没有得到改善，则应去医院营养科做专业的营养咨询，有营养科医生做指导效果会更好些。比如，可以在医生指导下口服一些营养强化剂，甚至采取“人工营养”，吃不下去的要考虑做饲管，也就是肠内营养，还有肠外营养，静脉注射一些营养素等治疗方法。

总而言之，对于肿瘤患者来说，重视饮食营养，重视体重管理，是重中之重！

肿瘤患者营养补充要理智

作为一个特殊群体，肿瘤患者对于保健营养品的选择需谨慎。要明确对保健品的预期，不是“药到病除”的依仗，而应该是“锦上添花”的辅助。许多肿瘤患者比较关注各种保健品、营养品、滋补品，最简单的想法就是这些特殊的食物有益于健康，自然就会抑制或减缓肿瘤的发生和发展。

事实上，对普通人群有益的保健品，很可能对肿瘤患者却有害，尤其是跟激素相关的保健品。比如，大豆异黄酮等植物雌激素，蜂王浆、雪蛤含雌激素，这些对乳腺癌、子宫内膜癌患者均不利；鹿茸含雄激素，对前列腺癌患者不利；含碘补充剂、高碘食物对甲状腺癌患者不利；大剂量β-胡萝卜素或维生素E对肺癌患者不利。有这些病症的患者就一定要避开这些物质。

肿瘤患者选营养品一定要把安全性放在首位，选用那些机理明确、安全性高的产品，最好是从提供营养物质的角度出发，增强体质，从而有益于病情，比如DHA、蛋白粉、益生元、益生菌、维生素、矿物质等，患者可根据自己的饮食情况，合理地选用一些补充剂。

对于保健品的作用，我个人是持慎重态度的，不建议那些体质较好、体重未下降、没有异常感受的患者过度依赖保健品。

当然，手术后或放疗、化疗过程中体质较差、体重下降过多的患者，或病情严重的晚期患者，试用一下也无妨。

远离饮食营养的误区

很多人在手术之后都会对饮食束手无策，甚至陷入饮食的误区，比如，偏信碱性食物、盲目崇尚素食、盲目忌口、偏爱补品等。

酸碱理论已经流传多年，许多患者在酸碱理论的误导下坚持纯素食，殊不知，纯素食若不得法，很容易造成营养不良，反而让身体状况更糟。

还有一个误区就是忌口，最常见的忌口食物就是发物。不同的地方，发物的概念范围也不一样，基本上包括但不限于鱼虾、牛羊肉、韭菜、香菜等。目前没有任何证据表明这些食物会对患者不利，相反，所谓的发物很多都是高蛋白食物，反而应该鼓励患者多吃。诸多的忌口，不仅对病情无益，反而容易造成营养不足，同时对心理也会造成很大压力，实在没有必要。

更有一些患者和家属盲目选择一些所谓的补品，如人参，海参、西洋参、燕窝、鱼翅、灵芝孢子粉、冬虫夏草等，觉得什么贵就什么好，这是明显的焦虑迷茫，想加强营养却不得法。所有的营养支持应建立在合理膳食基础之上，而不是把补品当成药物来用。遵循食物多样化，吃好富含优质蛋白质的鱼、肉、蛋、奶，适当摄入高脂肪食物，少吃主食，限制精制糖的摄入，多吃蔬菜和水果，平衡膳食，使患者获得良好的饮食营养，维持适宜体重不下降，才是正确的饮食规则。唯有这样才能达成调节代谢、控制肿瘤、提高生活质量、延长生存时间的目标。

癌症康复是一个相对漫长的过程，常常需要以年为单位来进行评估，这时，家属亲友的关爱、呵护，饮食上的照料，常是癌症患者康复过程中的重要支持力量，而且是无法替代的支持力量。鉴于营养不良的现象在肿瘤人群中非常普遍，以及营养不良的严重后果，学好肿瘤患者的饮食指导，吃得营养、吃得科学，对患者及其家属来说就显得尤为重要，应该引起足够的重视。

关键词解析

●五年生存率

五年生存率系指某种肿瘤经过各种综合治疗后，生存五年以上的比例。医学界为了统计癌症病人的存活率，比较各种治疗方法的优缺点，采用大部分患者预后比较明确的情况作为统计依据，用五年生存率表达有其一定的科学性。各种肿瘤根治术后五年内如果不复发，再次复发的机会就很少了，故常用五年生存率表示各种癌症的疗效。

●体重丢失率

癌症导致消瘦的主要原因是癌细胞对人体的慢性消耗。癌细胞在体内会快速、无节制地增殖、扩散，它的生长速度远远超过正常细胞。癌细胞的生长也需要营养、能量，这便会与正常细胞抢夺营养，导致人体出现营养不良性的消瘦、虚弱。因此，肿瘤患者经常发生体重流失的情况。

体重丢失率=（原体重-下降后的体重）/原体重×100%。

●肠外营养药物

肠外营养（PN）药物是经静脉为无法经胃肠道摄取或摄取营养物不能满足自身代谢需要的患者提供的包括氨基酸、脂肪、碳水化合物、维生素及矿物质在内的营养素，使患者在不能进食或高代谢的情况下，仍能维持良好的营养状况，提高自身免疫能力，促进伤口愈合。

关键营养信息

❶ 肿瘤患者饮食建议：食物多样化，吃好蛋白质，控制主食，多吃蔬菜和水果，适当运动，维持适宜体重。

❷ 在众多富含优质蛋白质的食物中，最值得推荐的是鱼虾类。关于民间鱼虾是发物，对肿瘤患者有不良影响的说法，纯属谣言。

❸ 如果肿瘤患者蛋白质食物摄取充足，饭量还有余力，鼓励他们多吃蔬菜，至少保证每天 500 克蔬菜的摄入量。

❹ 对于肿瘤患者而言，推荐多吃富含油酸的橄榄油和茶油，以及富含 α－亚麻酸的亚麻籽油、紫苏籽油和核桃油，这些食用油中的 ω－3 不饱和脂肪酸和 ω－6 多不饱和脂肪酸对肿瘤患者有益。

❺ 肿瘤患者要限制精制糖的摄入，主食要加粗杂粮减细粮。

❻ 肿瘤患者要养成经常称体重的习惯，至少要每 2 周称 1 次体重，并把体重记录下来。这是肿瘤患者日常养护的必备功课。

❼ 肿瘤患者要明确对保健品的预期，不是“药到病除”的依仗，而应该是“锦上添花”的辅助。

TWELVE

第

12

讲

高血压患者饮食指导

我国患高血压病的人非常多，据统计数据，高血压患病率达到25%，在老年人的群体中更高，患病率达50%。也就是说，两个老人中，就有一个高血压患者，相当于每个家庭里几乎都有一位高血压患者。

我的家里也不例外。我母亲今年60岁了，她的高血压病史大概有十余年时间了，像我母亲这样的高血压患者并不少见，但大众对它并没有给予足够的重视，很多高血压患者甚至都不知道自己患有高血压。据统计，即便是在接受降压治疗的患者中，还有75%的人血压并没有达到目标水平。

除了我的母亲，我的姥姥、姥爷也是高血压患者。我发现他们有一个共同的生活习惯，那就是离开大酱吃不下饭。在我姥姥家的餐桌上，一年四季都会有各种各样的咸菜，有的是当天用酱油和盐腌制的，有的是提前腌制几天的，有的是酱缸里腌制的……

在东北，像我姥姥家里这样饮食习惯的家庭，不在少数。在这一地区高血压的患者也特别多，每到冬季，因各种心脑血管疾病入院、意外死亡的病例特别多。我也经常会在这样的季节，格外担心母亲的健康，生怕有什么意外。最近几年母亲与我同住，我想了很多办法来改善她的身体状况，经过几年的调整，基本上已经不用再吃降压药，血压也很平稳了。

高血压的发病原因比较复杂，普遍认为是由遗传因素和不良的生活方式共同引发的，不良的生活方式如吸烟、酗酒、高盐饮食、缺乏体力活动等，它们在高血压的发生、发展中起着重要的作用。遗传自然无法改变，但对于绝大部分人来说，改变生活方式就可以有效缓解高血压症状。我们可以从改善生活方式入手，逐渐采取一些降压措施。

将家里的盐换成低钠盐

食盐与血压的关系十分密切，摄入量过多对血压不利，这是公认的事实。但控制食盐的摄入量每天少于5克是非常困难的，因为盐是“百味之王”，盐对口味的重要性，以及我们对口味的依赖远远超出我们的想象。最初我给我妈妈做的菜，她经常嫌没有味道，觉得难以下咽，对她来说，限盐似乎比戒烟还要难。

于是，我将家里的普通加碘食盐换成低钠盐。所谓“低钠盐”，就是用一部分氯化钾替代一部分氯化钠，以减少同样重量食盐中钠的含量。这么做的原因是食盐的升血压作用主要是钠所致，而钾可起到降压的作用，所以用低钠盐代替普通盐对高血压患者来说是非常好的选择。虽说低钠盐降低了钠含量，但是咸度跟普通盐差不多，同样用低钠盐和普通盐来制作菜肴，大部分人尝不出哪个是低钠盐、哪个是普通盐。咸度相同，但含钠低一些，使用低钠盐可以确保实现减少钠摄入的目的，这对防治和控制高血压来说是非常有利的。

低钠盐的购买也很方便，在超市和网上都可以买到，而且价格也不比普通盐贵。同样的口味和咸度，价格也相当，却能帮助我们减少钠的摄入，使血压得到有效控制，何乐而不为呢？

我建议所有人（肾功能不全者例外），即便家中没有高血压患者，也都把家里的日常用盐换成低钠盐，毕竟减少钠摄入对预防高血压也有很好的作用。“减盐”应该全家行动、全民行动，高血压更应该以预防为主才行。

换一个定量盐勺

日常定量用盐，是控制食盐摄入量的一个好手段。很多人做菜做咸了，不一定是想让它那么咸，而是因为做菜放盐凭感觉随手一撒，这样做真是不太准，一不小心就加多了。一个小小的盐勺就能帮上很大忙。“定量盐勺”就是专门用来称量食盐重量的小勺，比较常见的是2克的定量盐勺。现在还有电子盐勺，上面能够显示重量，便于灵活控制用盐量。

做菜的时候，可以根据每餐家里的就餐人数决定盐的总摄入量。比如，我们一家四口一餐用盐7克～8克，那一顿饭所有菜肴，无论凉菜、热菜，总共就只能用这些盐，这样就可以有效地控制盐的总摄入量。

当然，这样做出来的菜，对一些人来说确实是口味比较清淡，尤其是老年人，他们的味觉更加迟钝，会感觉更没有味道，但只要坚持一下，慢慢地就会习惯。无论如何，老年人想要真正实现减盐的目的，最重要的还是需要有准确、有效的控制手段，等口味慢慢地由“口重”变为“口淡”，再跟着自己的感觉走。

口味的改变需要时间来适应。最开始目标不要定得太高，原来饮食能吃12克，现在非要吃6克不可，变化太大很容易让人无法坚持。我为我妈妈限盐也是，不是一步到位，而是分阶段进行的，在现有摄盐量的基础上逐步减少，通过几个月的时间，才将盐的用量降低到了每天5克左右。

培养一些限制食盐摄入的小习惯

减盐，并不是指做菜时减少食盐的用量，而是要在实际行动中多方面、全方位地配合，才能真正实现减盐，如果只是在做菜的时候把食盐减掉了，在其他地方却吃了很多的隐性盐，那减盐基本上是达不到目的的。

日常生活中有一些小细节、小习惯，可以帮助我们减盐。比如，我们家的第一个行动就是将餐桌上的大酱碗、咸菜拿走，说到底，就是避免就着咸菜吃饭，类似的还有酱油等其他带有咸味的调味品，都不上桌，这样可以避免吃到更多的盐。除此之外，我们几乎从来不买加工的熟食，如烤鸭、猪头肉，火腿肠等熟肉制品含盐量都很高，少吃熟食对控盐有很大的帮助。

除了避免吃隐性盐，还可以用其他的味道来代替咸味。比如，我家做菜会经常加点儿醋，还会特意加一些辣椒、甜椒、苦瓜、大蒜等，用酸味、苦味、稍微刺激一点儿的辣味，以及其他具有天然味道的食物来减少对盐的依赖。

减少食用加工食品

日常食物中，加工食品是钠的重灾区。通过看加工食品配料的名字，你就会发现里面有很多带有“钠”的名词，比如，味精——谷氨酸钠、苏打——碳酸钠、小苏打——碳酸氢钠、甜味剂——糖精钠、疏松剂——磷酸氢钠、发色剂——亚硝酸钠、防腐剂——苯甲酸钠等。先不管它们都是干什么的，但只要含有钠，就会对血压不利，都会起到升高血压的作用。这些钠又被称为“隐性食盐”，在加工食品中普遍存在，高血压患者应该高度警惕。像一些非常常见的加工食品，如加工肉类、盐焗食品、休闲食品等盐含量都不低，统统要拒之门外。加工肉类常见的有火腿肠、培根、卤味等；盐焗食品比较常见的有盐焗花生、盐焗腰果、五香瓜子等，以及一些盐焗的果干；休闲食品就更多了，常见的有薯片、虾条等膨化食品，还有芝士饼干等。如果现在加工食品吃得比较多，那就先稍微少吃一点儿，然后再减少一点儿，最后尽可能做到不吃。

大举增加蔬菜的种类和数量

在每餐食物中，高血压患者尤其要增加蔬菜的种类和数量。因为蔬菜中含有非常丰富的钾，要知道钾和钠是一对“冤家”，钠有升血压作用，而钾有降血压作用。普通成年人每天钾的推荐摄入量是2000毫克，而对于高血压患者不妨再多一些，最好达到3100毫克，这对血压控制是非常有益的。钾的最好食物来源是蔬菜，尤其是绿色叶菜和菌藻类，还有就是柑橘类的水果。因此，建议高血压患者要刻意增加蔬菜的摄入量。在我们家实施了一些方法，效果很不错，在这里分享给大家。

▶ 分餐保证蔬菜摄入

用分餐盘吃饭。家庭用餐在一个盘子里夹菜的习惯，根本不能保证每个人都能吃到足够的蔬菜。我们家每个人都有一个餐盘，是带有分餐餐格的定量餐盘，每个餐盘都有四个或者五个格子，其中一个格子用来盛主食，另外一个格子用来盛肉类，其他的几个格子全部用来盛蔬菜。主食、肉类和蔬菜的比例大约是1∶1∶2，或者1∶2∶3。吃饭前每个人的饭菜都盛到自己的餐盘里，这样的做法可以保证每个人的蔬菜摄入量，而不是大部分蔬菜进了一两个爱吃蔬菜的人的肚子。分餐制还有一个明显的好处，就是能很好地控制人的膳食结构，更好地实现均衡饮食。

我们家之所以要这样做，是因为我妈妈主食吃得比较多，菜类也偏爱薯类，如土豆、地瓜、南瓜等，不爱吃质地比较硬的蔬菜，如芹菜，青椒，花菜等。这导致她体重超标，血压升高，并且还有营养不良、轻度贫血等问题。我也苦口婆心劝说过，但都无果。我反思之后发现，大家在一个餐桌上吃饭，我无法估量和掌握她每餐到底吃了多少，我也只能是给一些要“多吃蔬菜，少吃主食”这种蜻蜓点水似的建议。其实于她而言，并没有什么实质性的改善，知道归知道，做到归做到！

于是全家人干脆每人一套分餐餐具，全部定量吃。以前都是随便吃，就近选择菜肴，没有数量概念，现在分餐格子里每种食物都要有一些，主食、蔬菜、肉类都有固定比例，自己的部分都要负责吃掉。这样更容易精准地掌握食物摄入的数量和种类。一段时间下来，我们全家人竟然喜欢上了这种进餐方式。

▶ 增加蔬菜的种类

增加蔬菜的种类，尤其以绿叶蔬菜为主。常见绿叶蔬菜有菠菜、油菜、西蓝花、莜麦菜、生菜、韭菜、苦菊、茼蒿、小白菜、空心菜、菜心等。这些绿色叶菜营养价值很高，不仅含有非常丰富的钾，还富含维生素C、胡萝卜素、维生素K、膳食纤维等，对高血压患者十分有利，是降压食谱的重点食材。

除绿叶蔬菜外，我们还刻意增加了一些食用菌，包含木耳、银耳、香菇、金针菇、茶树菇、杏鲍菇、牛肝菌等形态各异、味道不同的菌菇类蔬菜。这些食用菌能提供含量丰富的钾元素，以及维生素B_1、维生素B_2、维生素K、维生素D等。除了营养丰富，这些菌类因为含较多核苷酸、嘌呤等鲜味物质，本身味道就非常鲜美，适合煲汤、炖菜，甚至用于调味，可以帮助减少盐的摄入。

需要注意的是，像土豆、地瓜、芋头、山药、莲藕、荸荠等根茎类蔬菜，它们含较多淀粉，具有谷类食物的特点，既是蔬菜，又可以当作粮食。对需要管理体重的高血压患者，这些根茎类蔬菜应该作为主食，而不是当作蔬菜来食用。我妈妈就非常喜欢吃这些薯类，通常我都建议她不要再吃米饭、馒头了。无论这些薯类是配在菜里，还是单独蒸煮，都把它当作主食来对待就对了。

▶ 增加蔬菜的摄入总量

除了增加蔬菜的种类，还要保证蔬菜的摄入总量。普通人一天蔬菜的摄入总量大约是500克，但是对于高血压患者来说，为了保证充足的钾摄入，还应该增加蔬菜的数量，如果胃口能够适应，蔬菜可以吃到750克。

蔬菜可以做成凉拌菜生吃，可以做成炒菜，还可以水煮，甚至做成蔬菜汁都可以。正餐可以吃蔬菜，加餐也可以吃蔬菜，在家里多吃蔬菜，在外就餐也要刻意多点一些蔬菜。另外，用餐时应先吃蔬菜，这样的做法既有利于增加蔬菜的摄入总量，又能帮助有效控制体重，对高血压的管理非常奏效。

有数据统计，即便对于普通人来说，钾摄入量高的人群其平均血压和高血压患病率都较低，而钾摄入量低的人群则相反。所以多吃蔬菜的建议同样适用于非高血压的普通人。

除了增加钾的摄入，大举增加蔬菜还有一个好处，那就是缓解便秘。要知道便秘是高血压患者并发脑卒中的重要诱因之一。蔬菜中含有大量的膳食纤维，大举摄入蔬菜，可以帮助人体摄入较多膳食纤维，从而缓解或者防治便秘。

注意补钙也必不可少

无论是普通人还是高血压患者，都需要注意日常钙的补充，高血压患者尤其如此。一方面，低钙导致血压异常的机制已经被证实；另一方面，中国人的食谱中奶类摄入量偏低，钙的摄入量普遍不足。尤其是在老年人这一群体中钙摄入不足的情况是比较普遍的，像我妈妈这个年龄阶段的老人，很少有喝奶的意识和习惯。

根据中国营养学会的建议，成年人每天钙的摄入量要达到800毫克。这800毫克钙的主要食物来源就是奶类、大豆及其制品、绿叶蔬菜。大豆制品不仅含有优质蛋白质，还含有丰富的钙质，再加上没有奶制品的气味，是更受老年人欢迎的补钙食物，比较常见的豆浆、豆奶、豆腐、豆腐皮、豆腐卷、豆腐干等都是不错的选择。那些含较多钠或者油炸的豆制品要注意避免，比如素火腿、素虾、卤味熏干或香干、油炸豆腐泡等。

奶类制品中要选择钙含量高的，如纯奶、酸奶、奶粉等，能量较低的低脂或脱脂奶更好，而像甜炼乳、奶油、黄油等奶制品基本不含钙，大家在选择的时候不要选错了。

评估一下自己的饮食，如果你喝奶比较少，那你就要增加豆制品的摄入；如果豆制品摄入得较少，那就要适当增加奶制品的摄入；如果日常饮食中奶类和大豆制品等摄入量都不足的话，其他食物其实很难满足每天钙的需要。此时，服用钙补充剂，比如每天补充600毫克钙是非常必要的。市面上出售的补钙产品有很多，液体钙、固体钙、有机钙、无机钙等，只要吃了没有不适，可以任意选用。

保持适宜的体重

肥胖是高血压的重要诱因之一。目前的研究结果充分证明，对于肥胖的高血压患者，减轻体重后血压会随之下降。

在我们家，除了关心我母亲的饮食，我还特别关注她的体重。为了控制体重，我建议我母亲减少主食和油脂的摄入，尽量做到减少主食的摄入，避免摄入过多的脂肪。这两点看似容易，但真正要做到则有一定难度。

为了避免因吃肉而摄入过多的脂肪，我们都选择含饱和脂肪少的肉类，如鸡胸肉、瘦猪肉、瘦羊肉、鱼虾、海鲜等，几乎很少吃肥肉、五花肉、肥羊肉等。主食的选择上，那些能量高的主食，如饼干、面包、汉堡包、油炸面食、糕点、油条、油饼等也尽量不吃，取而代之的是我们在家里自制的杂粮饭和杂粮馒头。每顿饭的主食要定量，每次一小碗，没吃饱的应对方案是多吃点儿菜，而不是再盛饭。

远离烟酒

不少脑溢血和心肌梗死是由于过量饮酒而诱发的，这造成了大量的意外死亡。有统计认为，每5位高血压病人中就有一人是饮酒所致。过量饮酒是发生高血压疾病的主要危险因素之一，这是一个不可争议的事实，因此特别不提倡高血压患者饮酒。

在我们国家饮酒的人数非常多，尤其是一些男性高血压患者有长期饮酒嗜好和饮烈度酒的习惯。《中国高血压防治指南（2010年修订版）》提出：不建议高血压患者饮酒。如果饮酒，每日饮酒量应为少量。所谓“少量”，指葡萄酒少于100克，啤酒少于250克，白酒少于50克，女性则减半量，尤其不提倡饮高度烈性酒。对于高血压患者来说，限制饮酒量可显著降低高血压的发病风险，如果之前饮酒，减少酒量或直至戒酒，都是有益无害的。

饮酒还会降低降压治疗的疗效。虽然少量饮酒后短时间内血压会有所下降，但长期少量饮酒可使血压轻度升高，过量饮酒则使血压明显升高，血压上升幅度随着饮酒量增加而增大。

与饮酒相比，吸烟更是一种不健康的行为，是心血管疾病的主要诱发危险因素之一。吸烟可导致血管内皮损害，显著增加高血压患者发生动脉粥样硬化性疾病的风险。那些自己不吸烟，但经常吸二手烟的人，患心血管疾病的危险性也会显著增加。

医生会强烈建议并督促高血压患者戒烟。其实戒烟的益处十分明显，也人人都懂，但烟草依赖是一种慢性的、成瘾性的疾病，不仅戒断困难，复发率也很高。对于吸烟者本人，当然能少吸一点儿就少吸一点儿，能够戒烟最好。对于被动吸烟者，最好的办法就是远离吸烟环境，在家里规劝家人不要在室内或者楼道吸烟，在公共场所要刻意远离吸烟区。

培养一个运动爱好

运动的好处自不必说，定期的体育锻炼对于高血压患者可以产生显著的治疗作用，可降低血压、改善糖代谢等。对于高血压患者来说，运动贵在坚持，三天打鱼两天晒网，是不太可能起到辅助治疗的作用的。

对于运动而言，我颇有感受。我曾经叫我妈妈每天和邻居的阿姨去跳广场舞，以便达到每日运动的目的，可是去着去着她就不去了。妈妈告诉我，她不太喜欢这种运动方式，她喜欢每天早上送完孩子上学，去广场上走走逛逛。其实这也是运动的一种方式。说到底，能否坚持运动，终究还是要看她本人是否感兴趣，结合自己的兴趣，养成习惯，使运动成为日常生活中必需的一部分，这样运动才能长期坚持。

运动的原则是循序渐进，运动量由小到大，动作由简到繁。开始可以从每天30～40分钟，再到累计每天1小时；从单一的走走逛逛，到慢跑，再到一些有氧操、跳舞等。高血压患者可为自己设立一个运动目标，运动越有规律，越是长期坚持，降压或健康效益就越大、越明显。

需要注意的是，高血压患者应避免在运动过程中突然用力、急停急起或憋气，也不要做过分弯腰、低头，以及提重物的动作。在运动过程中应逐渐增加运动量和运动强度，不能猛然增加运动量或突然做高强度运动。如果身体适应了可以耐受，再循序渐进地加大运动强度，增加运动量。在运动中要关注自己身体的感受和变化，如果出现任何不适，都要停下来，切忌“硬挺”，以免发生或加重不良反应。

不随便停药，持续监测血压

对于高血压患者，每天监测血压就像吃饭、喝水、睡觉一样，要让它成为一个日常行为。在我们家有一个电子血压计，还有一个日历本，我给我妈妈定了一个规矩，就是每天定时测量血压，然后将血压记录在日历本对应日期的空白处，一年365天，天天如此。这样做的好处是及时预警，一旦血压发生变化，可以及时发现；就医的时候，可以把记录表给医生作为诊治参考，让医生更好地了解病情的发展变化，也便于医生指导用药。没有测量数据可能会导致患者自我感觉良好，或者盲目停药，这些举动很可能会造成血压的不稳定，从而引起更大的风险。

高血压是一种“生活方式病”，也是一种家庭生活方式病，认真改变不良生活方式、合理饮食、减少盐和脂肪摄入、减轻体重、增加体力活动、戒烟限酒，不但可以预防高血压，还可以起到治疗作用，这也是药物治疗的重要补充。每一位高血压患者都应该认识到改变生活方式的重要性，掌握改变生活方式的原则和方法。高血压的管理是持久战，没有所谓的“药到病除”，所以最佳的方式是把良好的生活方式培养成习惯，终生去坚持。这种习惯的养成越早越好，越早越不会觉得这些方式是一种负担，越利于执行，也越能取得更好的健康管理效果。同时，每一个高血压患者生活方式的改变，都离不开全家人对健康饮食的重视和健康意识的提高。

关键词解析

●血压／高血压

血压指血液在血管中流动时对血管壁产生的侧压力，我们平时所讲的血压一般指动脉血压。一般以在医院测量的血压为准。在未用抗高血压药情况下，凡收缩压≥140mmHg和/或舒张压≥90mmHg者，即为高血压。

●低盐饮食

盐摄入过多是引起高血压的重要因素之一，高血压患者应减少食盐的摄入量，提倡低盐饮食。每天少于2000毫克钠（相当于5克盐）即为低盐饮食。这是高血压饮食治疗的关键之一。

●生活方式病

生活方式即我们个人及其家庭在日常生活中的活动方式，包括衣、食、住、行以及闲暇时间的利用等。不良的生活方式会导致很多疾病的发生，如高血压、肥胖、高血糖、癌症等，这些都属于“生活方式病”。改善生活方式对降低血压，以及其他疾病都是一种合理的治疗方法，并且改善生活方式可降低血压和预防心血管疾病已得到广泛认可。

关键营养信息

❶ “减盐”应该全家行动、全民行动，高血压更应该以预防为主才行。

❷ 日常食物中，加工食品是“钠”的重灾区。

❸ 肥胖是高血压的重要诱因之一，对于肥胖的高血压患者，减轻体重后血压会随之下降。

❹ 对于高血压患者来说，运动贵在坚持，运动越有规律，越是长期坚持，降压或健康效益就越大、越明显。

❺ 对于高血压患者，每天监测血压，就像吃饭、喝水、睡觉一样，要让它成为一个日常行为。

❻ 高血压是一种“生活方式病”，也是一种家庭生活方式病，认真改变不良生活方式、合理饮食、减少盐和脂肪摄入、减轻体重、增加体力活动、戒烟限酒，不但可以预防高血压，还可以起到治疗作用，这也是药物治疗的重要补充。

▶ 附录

常见富含钾的食物（mg/100g）

食物名称	钾	食物名称	钾	食物名称	钾
口蘑	3106	豌豆	823	虾米	550
甲级龙井	2812	绿豆	787	甜菜叶	547
黄豆粉	1890	杏干	783	豆腐皮	536
花茶	1643	豆浆粉	771	眉豆	525
小麦胚粉	1523	木薯	764	枣（干）	524
黄豆	1503	海带（干）	761	百合	510
黑豆	1377	木耳（干）	757	腰果	503
桂圆（干）	1348	杏仁	746	松子仁	502
蘑菇（干）	1225	豇豆	737	豇豆（紫）	500
芸豆（红）	1215	鳟鱼（虹鳟）	688	胡萝卜缨(红)	493
蚕豆	1117	榛子（炒）	686	毛豆	478
马铃薯粉	1075	南瓜子（炒）	672	椰子	475
奶油	1064	虾皮	617	香菇（干）	464
绿豆面	1055	密云小枣	612	洋姜	458
葡萄干	995	金针菜（黄花菜）	610	栗子（鲜）	442
麸皮	862	鳄梨	599	大蒜（紫皮）	437
赤小豆（红小豆）	860	花生仁（生）	587	菱角（老）	437
莲子（干）	846	葵花子（生）	562		

注：以上数据来源于《中国食物成分表 2002》《中国食物成分表 2004》。

常见富含钠的食物（mg/100g）

食物名称	钠	食物名称	钠	食物名称	钠
虾皮	5058	蛋清肠	1143	多维面包	653
虾米	4892	大腊肠	1099	小泥肠	648
鲑鱼子酱	2881	火腿	1087	龙虾片	640
咸鸭蛋	2706	扒鸡	1001	豆腐干	634
鲮鱼（罐头）	2310	午餐肉	982	红烧鸭（罐头）	628
香肠	2309	酱鸭	981	风干肠	618
老年保健肉松	2302	鱿鱼（干）	965	油条	585
咖喱牛肉干	2075	香肠（罐头）	874	羊肉串（炸）	581
牛肉松	1946	酱牛肉	869	沙蛤蜊	578
虾脑酱	1790	叉烧肉	819	油饼	573
鸡肉松	1688	火腿肠	771	珍珠里脊丝（罐头）	572
盐水鸭（熟）	1558	肯德基（炸鸡）	755	蒜肠	562
广东香肠	1478	鹌鹑蛋（五香罐头）	712	午餐肠	553
羊乳酪	1440	小红肠	682	蚕豆（炸）	548
福建式肉松	1420	素火腿	676	松花蛋	543
腊肠	1420	猪肝（卤煮）	675	咸面包	526
葵花子（炒）	1322	契达干酪（普通）	670	海参	503
方便面	1144	契达干酪（脱脂）	670		

注：以上数据来源于《中国食物成分表 2002》《中国食物成分表 2004》。

THIRTEEN

第

13

讲

糖尿病患者饮食指导

我曾经去社区给居民做了一场糖尿病日常管理的讲座。在场的60多位老人，人均年龄60岁以上，约1/3是糖尿病患者，约1/4根本不了解自己的血糖状况，而那些糖尿病患者中，也只有一半的人血糖控制得相对平稳。这其实是中国糖尿病状况的一个缩影。据统计，2019年中国约有糖尿病患者1.164亿，预计2030年将会增加到1.405亿，到2045年将增加到1.472亿。中国65岁以上糖尿病患者人数在全球居首位，多达3550万。中国糖尿病未诊人数也最多，达6520万。

不仅患病人数多，更残酷的是国人对糖尿病的理解不到位。很大一部分人并未对高血糖的危害足够重视，不是根本不关心自己的血糖状况，就是明知道自己患有糖尿病也不用心控制血糖。很多想控制血糖的人也不得其法，他们没有基础的知识储备来指导自己达成这一目标。那次讲座之后的交流环节，这些问题暴露无遗，大家最关心的并不是如何通过调整饮食来更好地控制血糖，而是问能不能不打胰岛素、能不能停止使用降糖药，还有人在迷惑，既然已经打了胰岛素，怎么还是不能随便吃？

糖尿病是一种代谢性疾病，它跟日常饮食关系极其密切，饮食辅助治疗是糖尿病治疗的基础，抛开合理饮食，糖尿病的治疗根本无从谈起，糖尿病的治疗一定是药物和饮食并重。所以，不管是糖尿病还是糖尿病前期，要想维持理想的血糖水平，一定要学会饮食调节。

不是糖尿病患者，也要管理血糖

对于血糖的认识，我们普通人同样缺乏足够的敬畏感，比如，做好血糖的管理，不管是对2型糖尿病的发生还是发展都是很有意义的一件事情。目前研究证明，对于普通人来说，日常生活中减少高GI（血糖生成指数）食物的摄入，避免血糖剧烈波动，是能降低2型糖尿病风险的。

还有一个情况，在高血糖与正常血糖之间是有过渡状态的，这个阶段已经表现为血糖不正常，但是还没有严重到被判定为糖尿病的程度，临床上被称为糖尿病前期，就是老百姓常说的血糖有点儿高。这个阶段许多人会认为自己还没患上糖尿病，没什么事，所以常常会忽视病情。事实上恰恰相反，一旦发展成糖尿病，那就是终身性疾病。而目前的研究结果表明，在糖尿病前期这个阶段基本可以通过饮食调节来实现血糖正常，只要控制得当，可以实现终身不用药也不会发展为糖尿病。可以这样说，在糖尿病前期开始控制血糖，是实现自我救赎的最后机会。

吃好主食，
是管理血糖的重中之重

主食对血糖的影响最大，糖尿病患者吃好主食，对血糖的管理至少能起到50%的作用。几乎每一个糖尿病患者都知道要少吃主食，不吃甜食，像能不能吃面包、能不能喝粥、能不能吃大米饭，这都是糖尿病患者关心的问题。但是有许多“糖友”只获取了片面的信息，比如，听说玉米能降血糖，于是一直上顿玉米饼、下顿玉米饼，不敢吃其他的主食。这么做显然过于教条，既不方便准备食物，也不利于获取均衡的营养。那“糖友”到底该怎么吃主食？

▶ 主食种类是关键

主食的种类决定了它对血糖的影响，主食要选低GI的。GI主要用来评价食物引起血糖升高的速度，GI越低越利于维持血糖平稳。

低GI主食的典型代表就是粗杂粮，如全麦粉、糙米、小米、玉米粉等。制作的食物GI指数只要在55以下，都属于低GI的食物。上述的粗杂粮非常普遍，超市、农贸市场随处可见，用来做面食、蒸米饭、煮粥都可以。

比粗杂粮更适合糖尿病患者的食物是各种各样的豆子，比如扁豆、四季豆、绿豆、红小豆、鹰嘴豆等，它们的GI指数也很低，比我们常见的小米、燕麦、玉米、荞麦等杂粮的GI指数更低，因此完全可以用它们来代替部分谷类，作为主食的一部分。这些豆子不但GI指数低，还含有不少膳食纤维和丰富的维生素与矿物质，既有利于平稳血糖，又能获取更多的营养。

但要注意，并非所有低GI指数的食物都适合糖尿病患者，有一些食物，比如油条、油饼等，虽然GI指数比较低，但这些食物的能量特别高，并不适合拿来做主食。而像粉条、藕粉等纯淀粉食物，虽然GI指数也很低，但是从营养角度来说，它们除了含淀粉之外，其他营养成分较少，自然不如杂粮、杂豆这些营养丰富的食物，因此也不建议糖尿病患者经常食用。

▶ 主食总量决定成败

餐后血糖水平是由食物GI指数和食物中碳水化合物含量共同决定的，因此主食的食用量也是影响血糖的关键。有许多糖尿病患者错误地认为，选择一些GI指数比较低的食物，比如粗杂粮、杂豆等，就可以多吃一些。粗杂粮对血糖的影响确实没有白米饭大，但如果吃了很多的粗杂粮，餐后血糖一定升得更高。总体而言，GI指数再低的主食，吃多了也同样会引起血糖的剧烈波动。因此，糖尿病患者在优选主食的种类基础上更要严格控制主食的数量。

控制主食的数量不仅要注意全天主食的数量，还要严格把握每一餐的主食总量。普通人某一餐主食的数量稍多一点儿并无妨，这餐吃得多了，那下一餐就少吃一点儿，只要保证一整天总量不超标就可以。但是糖尿病患者不行，糖尿病患者某餐主食吃多了，必定影响当下血糖的平稳。糖尿病患者必须保证每一餐主食的数量基本差不多，切不可饥一顿饱一顿、多一顿少一顿。一般情况下，推荐糖尿病患者每餐食用75克～100克的主食即可。

需要格外注意的是，薯类一定要归在主食这一类。通常，大家都会把土豆当成菜吃，红薯当零食吃，但对于糖尿病患者不能这么做。红薯、土豆、芋头等薯类食物的GI指数并不比普通的米面低，薯类中碳水化合物的含量也跟米饭、馒头几乎相当。对糖尿病患者来说，如果在一餐中吃了这些薯类，要适当减少其他主食的摄入，否则很容易引起血糖的剧烈变化。

吃多少得由体重说了算

目前已有充分的证据表明，肥胖会加重胰岛素抵抗，超重的人减肥有利于控制血糖，糖尿病患者的合理饮食不仅可以避免血糖的剧烈波动，还可以起到调整体重的作用。

规划糖尿病患者的饮食，了解其体重很重要。是否超重可以用BMI指数来判断，也可以用标准体重简单判断，标准体重=身高（厘米）−105，得到的数值是千克数，比如，一个身高165厘米的人，其体重应该维持在60千克左右。这样将实际体重与标准体重比较一下，就知道是否需要控制体重了。实际上，大约有60%以上的糖尿病患者体重都高于标准体重，只要处于超重或肥胖状态，就有控制体重的必要。

对于体重正常的人来说，如果体重没怎么变就继续维持饮食现状，如果变瘦了就多吃一点儿，如果胖了就少吃一点儿。对于需要减肥的人，自然是要减少自己的饭量，不过减多少得根据自己体重下降的速度去摸索或者调整。一般来说，在3～6个月减轻原有体重的5%～10%即可。比如，身高165厘米、体重70千克的糖尿病患者，在3～6个月让自己的体重下降3.5千克～7千克就比较理想。饮食上可以这样调整：最开始不妨参照自己原来的进食数量，减少1/3的主食，蔬菜、肉类、蛋类、奶类等其他食物不变，然后每周称两次体重，依据体重的变化速度再进一步调节主食量，这样就能摸索出一个合适的进食量。

糖尿病患者的体重管理需要慢慢来，切忌操之过急。过分减少进食量，很容易造成低血糖，对于糖尿病患者来说低血糖同样可怕。首先，糖尿病患者本身体质较弱，低血糖容易带来一些严重的反应，甚至威胁生命；其次，血糖降低不利于控制血糖平稳，低血糖时人体升血糖激素会大量分泌，这样高血糖、低血糖交叉出现，会严重扰乱激素分泌，之后让人更难维持血糖平稳。需要注意的是，糖尿病患者大多吃降糖药，过分减少进食量更容易出现低血糖的情况。无论如何，糖尿病患者第一要务是维持血糖尽可能平稳，在此基础上再去实现减肥。

每一餐都要吃得复杂一些

改善血糖也好，管理体重也罢，都离不开科学搭配饮食。“每餐都要吃得复杂一些”是糖尿病患者科学饮食的灵魂。所谓“杂”，其实说的就是多样化。对于普通的健康人来说，多样化是健康饮食的基础，对糖尿病患者而言，多样化饮食则具有更积极的意义。控制血糖平稳，吃得越复杂越好！

▶ 不要单独食用主食

像“一粥一菜”“一碗面条”“一碗盖浇饭”“一份炒面”这样的吃法，对糖尿病患者来说是绝对不行的，这些主食类的食物最好不要单独食用。糖尿病患者的饮食中“肉、菜、饭”应样样有、顿顿有。

以一餐来说，无论主食、肉类、蔬菜，还是豆制品，这几大类食物都要有，并且种类都要尽可能复杂一点儿。比如，主食可以有煮玉米、杂粮饭，杂粮饭里可以放燕麦、薏米、藜麦、小米等，如此一来主食的种类就丰富多了；肉类可以有猪肉、牛肉、鱼、虾等；炒菜的时候，不要只选用一两种食材，可以在一盘菜中加入多种原料，六合菜、炒杂菜就是食材多样化的典范。

实现食物多样化，使用带有多个格子的分餐盘是很好的手段。餐盘最少要有四五个格子，每一个格子里面装上不同种类的食物。比如，一个格子装主食、一个格子装蔬菜、一个格子装肉类、一个格子装鱼虾、一个格子装豆制品，这样做的好处是能更好地提醒我们要食物多样化。

▶ 蛋白质食物＋主食

鱼虾、肉类、蛋类和大豆制品等都是富含蛋白质的食物，糖类含量极少，它们的GI指数很低。当它们与主食一起食用的时候，会延缓主食的消化吸收速度，降低这一餐整体的升血糖指数。比如，单独吃馒头，GI指数是88.1，而把馒头和酱牛肉混合食用，GI指数是49.4；大米饭单独吃时GI指数为83.2，米饭与鱼肉一起吃时GI指数为37.0。所以，最好每一餐都有这些优质的高蛋白质食物。高蛋白质食物不但可以降低食物的整体升血糖指数，还可以增加饱腹感，保证充足优质的营养供应。

▶ 各类蔬菜＋主食

蔬菜和主食搭配食用也会减缓餐后血糖升高的速度。如果在一顿饭中，你可以多吃下一点儿蔬菜的话，你会发现，餐后血糖会更理想。这是因为大部分蔬菜的含糖量很低，对血糖本身没有什么影响。

不仅如此，蔬菜中膳食纤维含量比较多，膳食纤维在小肠内不能消化吸收，它会延缓主食消化吸收的速度，从而降低整餐食物的GI指数，更利于餐后血糖的平稳。同时蔬菜中还含有丰富的维生素、矿物质，以及植物化学物质，满足更多的营养需要。糖尿病患者每天应该保证摄入500克蔬菜，特别是绿叶菜，如韭菜、菠菜、油菜、莜麦菜、芹菜、菜心、芥蓝、菜花等。除此之外，还有西红柿、青椒、香菇、木耳、海带等，也是非常适合糖尿病患者的蔬菜。

特别值得一提的是，有一种特殊蔬菜，即魔芋及其制品，它们富含葡甘露聚糖，这是一种可以形成胶状物的黏性纤维，它本身不能被消化吸收，又有很强的黏滞性，可以吸附糖类等有机物，和主食搭配能延缓主食中糖类的吸收，降低餐后血糖。常见的魔芋制品如魔芋丝、魔芋块、魔芋粉等，食材随处可见，价格也很亲民。魔芋制品烹调方法也简单，可以用来炒、煲汤、涮火锅、炖菜等，是糖尿病患者理想的降糖食材。

▶ 油脂选择也要杂一点儿

对于普通人而言，食用油多样化是烹调用油的一个基本要求，对于糖尿病患者而言，这一点更应十分重视，要力求获得更好的脂肪酸平衡。中华医学会《中国糖尿病医学营养治疗指南（2013）》中关于脂肪的建议：饱和脂肪酸的摄入量不应超过供能比的10%，单不饱和脂肪酸是较好的膳食脂肪来源，可取代部分饱和脂肪酸功能，宜大于总能量的12%。这对脂肪代谢，并进而对维持正常血脂、血压、血糖等具有重要意义。

也就是说，糖尿病患者应增加单不饱和脂肪酸，减少饱和脂肪酸的摄入。比如，常见的橄榄油、茶油、菜籽油、芝麻油、花生油等都富含单不饱和脂肪酸，糖尿病患者在日常食用油的选择上可以轮换着选用此类油脂。

ω-3多不饱和脂肪酸也对糖尿病有积极的意义，它能提升胰岛素的敏感性，还能减轻部分糖尿病并发症的症状。不管是富含α-亚麻酸的亚麻籽油、紫苏籽油、核桃油，还是富含DHA和EPA的鱼类，都是鼓励糖尿病人多吃的食物。

饱和脂肪酸的一大来源是畜肉，像五花肉、肥肉、猪油等动物油脂，糖尿病患者的食谱都要尽量排除。

总而言之，对于糖尿病患者而言，每一餐当中都要有“肉、饭、菜”，每餐都要注意荤素搭配，既要有主食，也要有鱼、虾、肉类、蛋类或大豆制品，还要有各类蔬菜，避免过多饱和脂肪，这是做到“复杂饮食”的最基本要求。

吃饭顺序
也会影响餐后血糖的变化

如果说糖尿病患者要管理食物的种类和数量，这个比较容易理解，毕竟它们对血糖有直接的影响，但糖尿病患者就餐时应注意先吃什么后吃什么，大多数人都会觉得莫名其妙。所有食物都是在同一餐吃下去，吃食物的先后顺序还能影响血糖？事实确实如此！

在美国糖尿病协会（ADA）2019年年会上，美国康奈尔大学的研究者发布了一个报道：“一餐中同样的食物，先吃蛋白质（肉为主）和蔬菜，后吃碳水化合物（主食为主），能够更好地稳定血糖。”

研究者在研究中将2型糖尿病患者分成三组，都吃同样的食物，包括四种食物：面包、果汁、肉和蔬菜沙拉。第一组先吃面包和果汁，后吃肉和蔬菜沙拉；第二组正好相反，先吃肉和蔬菜沙拉，再吃面包和果汁；第三组面包、肉和蔬菜沙拉混在一起同时吃，像吃三明治一样，同时喝下果汁。饭后每隔30分钟检查他们的血糖和胰岛素水平，共持续3小时。研究发现，第二组（先吃肉和蔬菜沙拉，再吃面包和果汁）的餐后血糖最为平稳。对比来看，第一组（先吃面包和果汁），餐后血糖峰值比第二组高约50%。第三组（将所有食物同时吃）比第二组的餐后血糖峰值高出40%。

上面这个实验的结果充分证明，糖尿病患者正确地摄入食物的顺序应为：汤→蔬菜→肉类→主食，进餐时先吃菜（肉和蔬菜）再吃主食，可以帮助糖尿病患者更好地控制血糖。

现在很多人的进食习惯往往第一口都是主食，主食是最主要的食物，不但吃得多，还吃得早，而菜主要就是用来帮助“下饭”的，显然这样的进餐习惯不利于餐后血糖平稳。糖尿病患者不妨将进餐的先后顺序做一下微调，这会对餐后血糖有比较明显的改善。

随时随地都可以开展运动

对糖尿病患者来说，“动则有益”，这句话一点儿也不假。糖尿病患者应该把身体活动视为治疗手段，这是跟合理饮食一样重要的控糖手段。

只要条件允许，糖尿病患者餐后都应该进行20～30分钟中等强度的身体活动。用餐之后，人体的血糖浓度开始上升，餐后半小时左右基本开始达到最高值，因此，糖尿病患者饭后千万不能静坐，而应起身活动消耗血糖。从吃下第一口主食开始计时，最迟半小时就起身活动一下消耗葡萄糖，是非常有利于降低血糖，维持血糖平稳的。

关于餐后运动，很多人说做不到，其实餐后动一动，不一定非得是专门的运动项目，爬爬楼梯、做做家务、擦地板、扫地、搬东西、洗衣服、收拾碗筷……都算是身体活动，只要不是静坐而是动起来就行。这些体力活动虽然强度不大，但可以因地制宜、随时随地地进行，反倒更容易实现消耗较多的能量。

如果有可能，最好再参与一些举重、拉力器械、俯卧撑、仰卧起坐这类的运动，这些项目虽然消耗能量相对较少，但可以锻炼肌肉，从而提高对胰岛素的敏感性，对血糖的益处更为持久。

对于一些比较特殊的糖尿病患者，比如，糖尿病伴有各种心脏病、肾脏病并发症，而且情况比较严重，要在医生指导下进行适当的身体活动。

糖尿病患者，
“能吃”与“不能吃”

大部分糖尿病患者会将日常食物分成两大类，一类是“能吃”的，一类是“不能吃”的，往往“能吃”的食物名单很短，“不能吃”的名单很长。糖尿病患者在罗列这两个名单的时候，大多不是依据专业信息，来源要么是道听途说，要么是自己在网上搜罗而来。这些信息有很多的误区，有很多莫名其妙的食物禁忌，盲目跟从可能会造成糖尿病患者营养不良，导致身体状况雪上加霜。

▶ 糖尿病患者能吃水果

对糖尿病患者来说，水果并非禁忌。大部分水果的升糖指数（GI）并不高，对血糖控制并无多大影响。相反，水果营养丰富，对控制体重、预防心脑血管系统并发症有益。糖尿病患者不但不必禁食水果，水果还应该成为糖尿病食谱的一部分。但是，水果的选择和吃法却要有所讲究。水果最好在两餐之间作为加餐食用，而不是随正餐食用。可以每天吃一次或两次，全天水果摄入总量为100克～200克。推荐选择苹果、梨、桃、杏、李子、樱桃、葡萄、柑橘、柚子等水果，这些水果不但GI指数比较低，含糖量也不高，糖尿病患者可以适量选择。

需要注意的是，果汁不等于水果，糖尿病患者可以吃水果，但不要喝果汁。不管是在外面买的果汁还是自己在家榨的果汁，都不建议饮用。果汁压榨失去了大部分膳食纤维，这种加工还让一种升糖指数并不高的健康食物变成了一杯高升糖指数的“糖水”，糖尿病患者要尽量避免。

▶ 糖尿病患者不能吃“纯糖”

白糖、红糖、冰糖、黑糖、黄糖、方糖、砂糖……这些都属“纯糖”；此外，水果糖、棉花糖、棒棒糖、奶糖、酥糖等各种各样的糖果其含糖量大多在百分之八九十以上，本质上来说跟纯糖相差无几；含糖高的饮品，如甜饮料、碳酸饮料、果汁、蜂蜜柚子茶等都是一些含糖比较高的食物。上述这些食物，不但升糖指数高，而且除了提供能量，基本没有其他营养价值，对糖尿病患者有害无益，不建议糖尿病患者食用。

▶ 糖尿病患者不要吃纯白主食

白米饭、白馒头、白面条、白米粥、白面包等“纯白主食”血糖生成指数通常在80～90，是GI指数仅次于“纯糖”的高GI指数食物，糖尿病患者应尽量少选用。一餐中，建议纯白主食不超过主食总量的一半。与之类似的一些膨化食品，如炸薯条、雪米饼、薯片、虾条、虾片等，GI指数也较高，且营养价值很低，也不建议糖尿病患者选用。

▶ 糖尿病患者不要吃肥肉

肥肉本身并不会直接影响血糖，但它对体重、血脂、胆固醇都有不利影响，进而影响糖尿病患者的整体健康状况，因此不建议糖尿病患者食用。凡是多汁的、味香的、柔嫩的肉类，基本上脂肪含量都很高，如排骨、五花肉、肥瘦肉、肥牛、肥羊等，建议糖尿病患者不要经常食用。糖尿病患者吃肉要多吃瘦肉，少吃肥肉。

有一种“肥肉”是个例外，那就是鱼肉中的油脂——鱼油！鱼油对糖尿病患者来说是有益物质，它含有较多的ω-3多不饱和脂肪酸（DHA和EPA），能提高胰岛素敏感性，建议糖尿病患者在肉类的选择上多吃富脂鱼类，之所以选富脂鱼，是因为其脂肪含量高，相应的DHA和EPA的含量就高。常见的富脂鱼如三文鱼，鲭鱼等，都比较适合糖尿病患者。

▶ 糖尿病患者不要迷信无糖食品

很多糖尿病患者热衷于“无糖食品”，殊不知，“无糖食品”只是不含蔗糖、果糖、葡萄糖或糖浆等游离糖，但其主要原料还是小麦粉，消化吸收后照样可以很快升高血糖。有一些商家在食品包装上醒目地标注“无糖糕点”来吸引糖尿病患者，这是在误导糖尿病患者。

按照国家标准对无糖食品的要求：每100克食物里碳水化合物含量小于0.5克，叫无糖食品。显然，像一些无糖米糊、无糖月饼、无糖汤圆、无糖点心等食物，仔细查看一下配料表和营养成分表，你就会发现其碳水化合物含量并不低。也就是说，它们都不是真正意义上的无糖食品，而且这些食物对血糖影响还不小，糖尿病患者不可毫无顾忌地大吃特吃。

对于糖尿病患者而言，这些所谓的“无糖食品”只适合一种情况，那就是在偶尔想吃月饼、点心的时候，选择这种没有添加蔗糖的产品，它们要好于添加蔗糖的品种。

▶ 糖尿病患者不建议饮酒

酒精对血糖的直接影响并不大，但它徒有能量而没有任何营养价值，并且饮酒增加高血压风险，损害肝脏、神经系统和胃肠，不推荐糖尿病患者饮酒。

如果非饮酒不可，每次不要超过10克酒精的数量。10克酒精大致相当于啤酒250毫升、红酒100毫升、白酒25毫升。每周不超过2次。

为避免摄入过多的能量，喝酒之后，要减少其他食物的摄入，比如，喝了250毫升的啤酒，就要相应减少25克主食的摄入。

此外，糖尿病患者大量饮酒存在一定的安全隐患，因为酒精会促进使用胰岛素治疗的患者出现低血糖现象。因此，对于容易发生低血糖反应的糖尿病患者，要坚决戒酒。

自我血糖监测不能停

自我血糖监测是调整血糖达标的重要措施，也是自我血糖管理的关键。建议糖尿病患者在家里准备一个便携式的血糖监测仪。刚使用血糖监测仪时可以在医生的指导下进行血糖监测。通过一段时间的血糖监测，可以了解饮食以及运动对血糖变化的影响，进一步再根据血糖变化情况调整和改善饮食及运动。

此外，将血糖监测做好记录，有利于了解疾病的发展变化，在就医时，这些信息有利于医生了解糖尿病患者血糖管理情况，更加有针对性地制订治疗和指导方案。

糖尿病饮食管理是一个复杂的系统工程，需要长期的生活方式管理，要抛开“只要有药物就可以不用管食物”的观念，掌握健康饮食的基本原则，关注进食的种类和数量，合理进行食物搭配，配合适宜的运动，日常在家做好自我血糖监测。只有长期坚持才能收获平稳的血糖，更好地控制疾病的发展。

关键词解析

●血糖

血糖指血液中的葡萄糖，它是我们身体最直接、最主要的能源物质。我们通常所说的血糖（血糖水平）指血液中葡萄糖的浓度，最常见的两项衡量指标是空腹血糖和餐后血糖。正常情况下，这两项指标应维持在一定的范围，超过正常范围上限时称为“高血糖”，低于正常下限时称为“低血糖”。

●空腹血糖

空腹血糖指早晨起床后（一夜未进食，空腹状态）的血糖水平。

●餐后血糖

餐后血糖指进餐后的血糖水平，影响血糖水平的，主要是食物中的糖类，如谷类、薯类和杂豆、水果、饮料、甜食等。进餐后，随着人体对食物的消化吸收，餐后血糖水平会逐渐升高。一般认为，检测餐后2小时血糖是衡量胰岛素功能的最佳指标。

●食物血糖生成指数（GI）

GI指含50克可利用碳水化合物的食物与相当量的葡萄糖在一定时间（一般为2小时）内血糖反映水平的百分比值，反映食物与葡萄糖相比升高血糖的速度和能力。通常把葡萄糖的血糖生成指数定为100。血糖生成指数是衡量食物引起餐后血糖反应的一项有效指标。一般而言，食物血糖生成指数大于70为高GI食物，55～70为中GI食物，小于55为低GI食物。

关键营养信息

❶ 没有患糖尿病，也要管理血糖！

❷ 糖尿病患者饮食的重点在于能够把握食物摄入的总量，总量决定一切，把握合理的进食量是糖尿病饮食的关键之一！

❸ 主食对糖尿病患者的血糖影响很大，吃好主食，对血糖的管理至少能起到 50% 的作用。

❹ 大约有 60% 以上的糖尿病患者体重都高于标准体重，处于超重或肥胖状态。

❺ 科学搭配饮食的核心思想就是“每餐都要吃得复杂一些”，这句话是糖尿病患者科学饮食的灵魂。

❻ 吃饭顺序也会影响餐后血糖的变化！

❼ 糖尿病患者的体重管理需要慢慢来，切忌操之过急。

❽ 改善血糖也好，管理体重也罢，都离不开科学搭配饮食。

❾ 对糖尿病患者来说“动则有益”！

❿ 自我血糖监测是调整血糖达标的重要措施，也是自我血糖管理的关键。

▶ 附录

常见食物血糖生成指数（GI）

食物名称	GI	食物名称	GI	食物名称	GI	食物名称	GI
麦芽糖	105.0	葡萄干	64.0	白面包	87.9	山药	51.0
葡萄糖	100.0	杧果	55.0	糙米	87.0	面包	50.0
绵白糖	83.8	芭蕉	53.0	糯米饭	87.0	芋头	47.7
蜂蜜	73.0	猕猴桃	52.0	大米饭	83.2	通心粉	45.0
蔗糖	65.0	香蕉	52.0	烙饼	79.6	黑米粥	42.3
巧克力	49.0	葡萄	43.0	油条	74.9	小麦	41.0
果糖	23.0	柑	43.0	马铃薯泥	73.0	面条	37.0
南瓜	75.0	苹果	36.0	苏打饼干	72.0	藕粉	32.6
胡萝卜	71.0	梨	36.0	大米粥	69.4	大麦	25.0
扁豆	38.0	桃	28.0	玉米面	68.0	稻麸	19.0
鹰嘴豆	33.0	柚子	25.0	马铃薯	62.0	雪魔芋	17.0
豆腐	31.9	李子	24.0	小米粥	61.5		
绿豆	27.2	樱桃	22.0	汉堡包	61.0		
四季豆	27.0	冰激凌	61.0	荞麦面条	59.3		
豆腐干	23.7	酸奶	48.0	玉米	55.0		
黄豆	18.0	酸乳酪	33.0	燕麦麸	55.0		
蚕豆	16.9	脱脂牛奶	32.0	爆玉米花	55.0		
花生	14.0	牛奶	27.6	荞麦	54.0		
西瓜	72.0	全脂牛奶	27.0	甘薯	54.0		
菠萝	66.0	馒头	88.1	玉米面粥	51.8		